湛庐

与最聪明的人共同进化

CHEERS

HERE COMES EVERYBODY

U0325136

CHEERS
湛庐

スタンフォード式
脳と体の強化書

最强心身

[日]山田知生 著
李雨潺 译

湖南教育出版社
·长沙·

测一测

你知道如何打造最强身心吗？

扫码加入书架
领取阅读激励

扫码获取
全部测试题及答案，
打造卓越身心和超级体魄

- 能客观反映疲劳程度的指标是：（单选题）

  A. 自我感觉

  B. 睡眠时长

  C. 静息心率

  D. 心率变异性

- 每分钟进行（　）次呼吸，能够提升吸收氧气的效率、提高大脑机能。（单选题）

  A. 20 次

  B. 15 次

  C. 12 次

  D. 6 次

- 每次专注多久后休息一下能明显提高工作效率？（单选题）

  A. 100～120 分钟

  B. 90～100 分钟

  C. 60～90 分钟

  D. 30～45 分钟

扫描左侧二维码查看本书更多测试题

各方赞誉

身为户外运动发烧友以及一名企业管理者，我长期关注职业体育领域的精英选手，与普通人相比，他们在各自领域上的运动表现仿若超人。然而，科学与常识都表明，他们纵有天赋，在身体基础指标上仍属常人。他们缘何有如此高的抗疲劳能力，如此强大的抗压力，如此迅速的肌肉复原力，以及百折不挠、越挫越勇的精神？

这些疑问，经由山田知生教练在本书中细致入微的阐述，逐渐有了答案。现在，我将这本曾经帮助过众多蜚声国际的运动员的作品，推荐给各位热爱运动的朋友。对身心的科学认知与理解，将令我们拥有更加出色的职场表现与运动状态，拥有更丰富的生命体验。

毛大庆博士
优客工场、共享际创始人，百马跑者

"想卷卷不动，想躺躺不下"，是当代许多人的通病，你以为是自己心态不好，但实际上可能是你体内的激素不足导致的。这本书会教会你如何灵活地切换人体的两套奖赏系统，让每个人都可以掌控属于自己的高能人生。

王兴
北京大学肿瘤学博士，北京大学第一医院胸外科副主任医师在生活中，我们该如何控制自己？如何让自己更平衡？《最强身心》这本书，为我们提供了一种全新的视角，它教我们使用简单的方法，越来越了解自己，同时通过持续学习，不断超越自我。愿我们多运动，少生病，不受伤，用心、快乐地奔跑到老。

于淼

超级马拉松国家级运动员，中国 6 天 6 夜超级马拉松 777 公里前纪录创造者

或许不是每个人都会成为顶尖运动员，但每个人都需要拥有强大的体魄和坚韧的精神，这本书里有拥有这一切的秘密。如果你想要获得保持最佳状态的方法，像顶尖的职业运动员那样拥有不可思议的精力储备和自我管理的能力，那么这本书很适合你。

张嘉豪

中国滑雪运动员，单板滑雪全国冠军

在这个竞争激烈的时代，每一个职场人都是马拉松的跑者，我们需要的不仅仅是速度与耐力，更是那份源源不断的内在动力。《最强身心》这本书，是我见过的为数不多的能够触及身心核心力量的宝典。作者山田知生不仅是斯坦福大学的首席运动防护教练，更是众多体坛巨星背后的力量工程师。现在，他将这些方法带给我们这些追求卓越的职场人。

张萌

作家，代表作《人生效率手册》

美国斯坦福大学运动医学中心首席运动防护教练山田知生根据最新脑科学研究成果而写的《最强身心》易读、实用。我推荐给所有希望自己有所成就或者希望他人有所成就的人，因为健康的身心是革命的本钱。

钟幼民

美国得克萨斯心脏研究所博士后，湛庐"给职场人士的精力提升课"课程主理人

打造冠军级、不疲惫的超级体魄

杨渝平

北京大学第三医院运动医学科主任医师
2022 冬奥医疗保障团队崇礼院区总队长

在运动医学领域沉浸多年，我目睹了无数运动员的顽强拼搏和辛勤付出。他们为了追求卓越的表现，不断挑战自己的极限，身心承受着双重压力。然而，当我翻开这本《最强身心》时，一个全新的世界展现在我的眼前，让我对运动员的潜能有了更深刻的认识。

本书的作者，斯坦福大学的运动防护教练山田知生，以其深厚的专业知识和丰富的实践经验，为我们揭示了斯坦福大学的顶尖运动员们在赛场和职业生涯中如何平衡训练与学业、保持最佳状态，并不断取得突破的秘诀。虽然我与山田教练的专业背景和工作领域有所不同，但我们有着共同的目标——助力运动员攀登体育生涯的高峰，并帮助每一名普通人健康而愉悦地生活。

作为一名医生，我深知身心健康对于每个人的重要性。这本《最强身心》，正是从身心两方面入手，为读者们提供了一套全面的身心素质强化方案。它不仅阐明了多巴胺系统、血清素系统两大奖赏系统的运作机制，还涵盖了对呼吸、睡眠、饮食、骨骼肌肉系统等生理层面的调整技巧，并深入探讨了心理层面的成长之道。它以斯坦福大学运动防护团队的研究与实践成果为基础，详细阐述了如何通过科学的方法强化大脑和身体，进而提升运动员与普通人的综合能力，时刻保持最佳状态。本书不仅关注体能的精进，更重视心理素质和认知能力的提升。

首先，山田教练引入了 IAP 呼吸法。这种方法不仅是一种简单的腹式呼吸技巧，更是一种心理调节和压力管理的有效手段。在紧张的比赛中，焦虑和压力往往会影响运动员的表现。而 IAP 呼吸法可以通过深呼吸和放松练习，帮助运动员迅速恢复冷静，提高集中力，从而在关键时刻发挥出最佳水平。

其次，山田教练也强调了睡眠、休息和饮食对维持最佳水平的重要性。良好的睡眠质量不仅有助于身体的恢复，还能提高运动员的反应速度和决策能力。合理的饮食习惯，能为运动员提供稳定的能量供应，支持他们在长时间、高强度的比赛中保持最佳状态。而"每隔 90 分钟休息一下，工作起来会更高效"的观点，更是颠覆了"努力胜过一切"的旧观念。这些看似简单的日常习惯往往被大家所忽视，却能为身心状态带来飞跃。

最后，山田教练提出了孕育于硅谷企业的"成长型思维"。在竞技体育的世界里，失败和挫折是兵家常事。如何面对这些挫败，如何从中汲取经验并重拾动力、不断进步，是每一位运动员都必须面对的问题。成长型思维，正是一种积极面对挑战的思维方式。它鼓励运动员将每一次的失败视为学习和成长的机会，通过不断反思和改进，实现自我超越。

本书内容结合了大量的真实案例和统计数据，生动展示了斯坦福式身心强化方法在实际应用中的效果。这些实例涵盖了各种不同类型的运动员，从水中赛场的游泳健将到篮球场上的得分高手，再到竞争激烈的棒球选手，都通过这套方法取得了非凡的成果。

我想，无论是专业运动员、业余运动爱好者还是普通的职场人，都能从这本书中找到适合自己的身心强化方法。它不仅仅是一本训练手册，更是一本成长指南。它告诉我们：只要拥有坚定的信念和科学的方法，我们都能在自己的人生中取得突破和成就。

阅读本书的过程中，我不禁为斯坦福大学研究人员的智慧和创新精神所折服。他们不仅深入探索了运动员身心潜能的奥秘，还将这些研究成果转化为实用的方法和技巧，为运动医学领域的发展注入了新的活力。

在未来的医疗工作中，我也将积极运用书中提出的方法，为更多运动员提供专业的指导和帮助。同时，我也期待运动医学领域能够不断涌现出更多像这样具有创新性和实用性的研究成果，助力运动员乃至每一个普通人的成长。

最后，我要感谢山田知生教练为我们带来了这样一本宝贵的书。它不仅是运动员的福音，也是送给每一个普通人的礼物。让我们一起在追求卓越的道路上不断前行吧！

2024 年 4 月 7 日

找到自己的节奏，保持高水平表现

党　琦
中国铁人三项推广人
百万铁人计划发起人

　　作为一名中国业余铁人三项运动员，我已经在这一领域保持高水平的运动表现超过 20 年。这个成就是我多年来科学训练、全面团队保障和坚持不懈努力的结果。在这个过程中，我深刻认识到身体和心灵的协同作用对于长时间保持高水平竞技状态的重要性。

　　正因如此，我非常荣幸能为山田知生的最新著作《最强身心》写下这篇推荐序。这本书不仅深入探讨了如何通过科学的方法增强身体素质，还揭示了心理训练在运动表现中的关键作用。

山田知生在书中提出的许多理念，与我多年来的训练经验和感悟不谋而合。

在我职业生涯的初期，我也曾面临过许多挑战：训练的疲惫、比赛的压力、伤病的困扰等等。然而，通过科学的训练方法和心理调整，我逐渐找到了自己的节奏。《最强身心》中的许多内容，如如何通过合理的计划避免过度训练、如何利用心理技巧应对比赛压力，这些都是我多年来所践行和验证的有效方法。

本书中提到的抗疲劳法更是让我深有共鸣。疲劳是每个运动员都会面对的敌人，而如何科学地抗击疲劳，保持长久的竞技状态，是每个追求卓越的运动员必须掌握的技能。我记得在一次重要比赛前夕，我感觉身体状态并不理想，正是通过调整训练强度、科学的恢复方法和团队的专业保障，我才能在比赛中发挥出最佳水平。这些方法和经验，在《最强身心》中都有详细的介绍。

此外，山田知生在书中强调了团队协作的重要性。一个顶级运动员的背后，往往有一个强大的团队在默默支持着。我深知，没有团队的专业保障，我不可能在职业生涯中保持如此长久的巅峰状态。从营养师到理疗师，从教练到心理导师，他们都是我成功道路上的重要支撑。而这些团队合作的理念，也在《最强身心》中得到了深入阐述。

　　总之，《最强身心》不仅是一部关于科学训练的指导书，更是一部关于身心全面发展的宝典。无论你是职业运动员，还是普通的运动爱好者，都能从中受益匪浅。我强烈推荐这本书给**所有渴望提升自己身体素质和心理素质的读者，**相信你们会在书中找到属于自己的那份力量和智慧。

　　祝愿大家在追求卓越的道路上，始终保持最强的身心状态！

2024 年 6 月 27 日

世界最强医疗团队的智慧结晶

打造最好的自我

在工作、学习、养育孩子，乃至后续人生的所有阶段中，保持身心健康、心情愉悦、有幸福感且行动积极的状态都非常重要。能做到的人，必定能度过充实而幸福的人生。

或许有人想："这话谁都会说，但就是因为很难做到才会觉得困惑啊。"那么，究竟怎样才能让自己达到身心健康、心情愉悦、有幸福感且行动积极的状态呢？本书就是为回答这个问题而写的。

要想得到答案，知识和方法这两样武器必不可少。而本书的
目的就是解答如下问题，从而帮助你成为更好的自己。

- 人为什么会疲劳？疲劳究竟是什么？
- 压力是什么？正面压力和负面压力有何区别？
- 怎样才能消除疲劳？
- 人的积极性是如何产生的？
- 要想不畏失败勇敢前进，最终达成目标，需要怎么做？

本书会将上述问题涉及的与疲劳、压力相关的大脑和身体机
制以及与积极向上的身心相关的科学知识拆解开来，一一说明，
并介绍具体的实践方法，帮助你成为更好的自己。而所谓的更
好，并非与他人相比之下的更好，而是与自身相比的更好，如此
一来，每个人都能收获更充实、更幸福的人生。

我们身体的构造极其复杂。虽然大脑控制着一切，但其活动
并非完全固定，大多数大脑活动还会受人的日常行为影响。何谓
日常行为呢？例如，早晨起床后做的事，一日三餐吃的食物，休
息的时间，休息的时长和方式，如何接受周围的刺激，对刺激表

现出何种态度，如何选择语言，如何发言，采取何种行动，等等，都可以称为日常行为。人的一举一动都影响着大脑的运转，进而影响身心健康程度，甚至决定一个人是会进入心情愉悦、有幸福感且行动积极的状态，还是会处于疲于奔命的状态并轻言放弃。

人获得的一切结果及成果，并不完全取决于天资和才能。**成为更好的自我的唯一方法，就是合理安排自身的行为。**

为什么斯坦福大学体育人才辈出？

我在美国斯坦福大学担任运动防护师。运动防护师的工作就是从身体和精神两个方面辅助体育运动员，与运动员相互配合，帮助他们在训练和比赛中发挥出最佳水平。我曾是一名职业滑雪运动员，在 24 岁时结束运动员生涯，26 岁赴美学习，本科和研究生期间研究运动防护、运动医学、运动管理，毕业后在斯坦福大学任职，至今已有 20 余年。

斯坦福大学是赫赫有名的高等学府，不仅学术水平高，在体育运动方面也创下了无数佳绩。例如，在 2021 年举行的 2020 东京奥运会中，美国代表团中共有超过 50 名参赛运动员来自斯坦福大学，其中，由我负责健康管理的游泳队派出 9 名运动员，他们在个人和团体比赛中共获得了 4 枚金牌、4 枚银牌、6 枚铜牌。此外，20 世纪 70 年代至 90 年代，网球界的领军人物约翰·麦肯罗（John McEnroe）、男子高尔夫巨星泰格·伍兹（Tiger Woods）、女子高尔夫球手魏圣美（Michelle Wie）、美国职业棒球大联盟原球员且入选棒球名人堂的麦克·穆西纳（Michael Mussina）、在两届奥运会上共夺得 7 枚金牌的游泳运动员凯蒂·莱德茨基（Katie Ledecky）、首位获得奥运金牌的非裔美国女子游泳运动员西蒙娜·曼努埃尔（Simone Manuel）等，都来自斯坦福大学。可以说，斯坦福大学在职业体育界人才辈出。

经常有校外人士问我：为什么斯坦福大学的运动员能取得如此优异的成绩？我认为主要原因有以下两点：

第一，运动员本人斗志极强，且有强大的精神力做支撑。

运动员兼顾学业和训练，一旦入行，就竭尽全力勇攀高峰，那刻苦努力和积极的态度，总能让人为之惊叹。

第二，运动员背后有着一流的辅助团队。

作为运动防护师，我每天都和运动员打交道，但仅凭我一人之力并不能让运动员发挥最佳水平。斯坦福大学还有优秀的专家团队和研究团队。专家团队由在各自领域有较高造诣的人组成，如骨骼肌肉专家、整形外科医生、心理学和精神科专家、睡眠专家、营养专家、内分泌专家、脑科学专家、解剖学专家等。研究团队则负责收集和分析研究数据。

这些专家和研究员，还有我这种在训练和复健一线与运动员直接接触的运动防护师，三者密切配合，为运动员提供全方位的辅助。比如，我们会在科学原理的基础上尝试使用某种训练方法或恢复方法，并收集相关数据。如果效果尚佳就继续使用，如果效果欠佳，就反馈给专家和研究员，再依据更多科学原理去探寻新的训练方法。在斯坦福大学，从上到下，人们积极地进行着这样的交流和协作。我在上文中提到我的工作是"与运动员相互配合"，而实际上，运动员在训练的过程中还要与许多其他领域的专业人士进行配合。

无论是专家、研究员还是运动防护师，都不会只想着自己抢功劳、赚名声，他们时刻将运动员放在首位。为了让运动员保持最佳状态，他们会以最前沿的科学知识为基础，不懈地探索最适合运动员的训练和复健方法。这或许正是斯坦福大学体育人才辈出的秘密。

因此，本书的内容并非仅基于我的个人观点，而是我与杰出的专家和研究员通力协作所得出的研究成果。我不过是借此机会，代表他们将这些成果转达给各位罢了。

经验与理论合力造就最强团队

在斯坦福大学担任运动防护师的过程中，我发现运动员的状态是波动的。他们有时心情好，有时心情差，有时状态会突然差到连平时能轻松做到的动作都无法完成，这一现象不只出现在正式比赛中，在日常训练中也同样会出现。

这种状态波动的本质是什么？为了帮助运动员时刻保持最佳状态，需要怎么做？几年前，在与斯坦福大学医学院新成立的大脑健康中心合作的过程中，我找到了通向答案的灵感。

大脑健康中心是一个研究团队，他们使用虚拟现实（virtual reality，VR）等手段对大脑状态进行观察，研究脑震荡和睡眠不足等因素是怎样影响人的情绪和行为的。我作为运动防护师，与脑科学、整形外科、睡眠、内分泌等领域的专家一同参与了这项研究。这是我这个一直在一线进行实践工作的人第一次直接与研究室建立联系。

运动防护师需要常驻一线，我们的主要工作内容是指导运动员进行训练和复健。我们需要结合每个运动员的状态，有针对性地对他们的训练方法、恢复方法、生活习惯、饮食习惯提出指导方案。要从事这项工作，必须在本科和研究生阶段系统地学习生理学、解剖学、神经学、内分泌学、心理学等专业知识。只有充分掌握了人体大脑、精神、身体等系统运行机制的知识，才有资格在一线进行具体工作。

那么，本科和研究生阶段所学的理论知识会怎样在我的实际工作中发挥作用，研究室的实验和分析结果又会怎样被灵活运用于辅助运动员，又要如何在实践中做出成果、让科学知识在其中深深扎根，成为训练文化的一部分并发展下去呢？在进入斯坦福大学任职 10 余年后，我终于获得了实践自身想法的宝贵机会，这便是我加入大脑健康中心的最大意义。

上文所述的专家、研究员、运动防护师三者密切配合的阶段刚好是我将实践与思考相结合的这一阶段。也是自那开始，"以最前沿的科学为理论指导"便成了斯坦福大学体育部的基本理念。

日本人需要高效休息

日本是世界上屈指可数的"疲劳大国"。有相当比例的上班族会出现慢性疲劳的症状，国民平均睡眠时间之短，在世界上数一数二。每当看到或听到媒体如此报道时，相当多日本人就会猛然发现自己正处这种状态中。

众所周知，疲劳会使人的状态显著下降。但是，为什么仍然有那么多人忍受着慢性疲劳呢？或许是因为人们不知道如何有效地消除疲劳，于是只好无可奈何地放弃。无论身体还是大脑，只要活动就会疲劳，这是理所当然的。问题是怎样让疲劳的身体恢复到不疲劳的状态。**认真地完成"休息、恢复"这一重要过程，是改善状态的重要前提条件。**

在这里，我想说的是，消除疲劳并非难事。读完本书介绍的方法，你就会知道，**对日常习惯稍做改变，就能做到当日疲劳当日消除或者此刻疲劳此刻消除。**这并不是喊口号或者靠毅力的唯心论，而是有科学依据的高效恢复法。

"日本自然资源匮乏，人才就是最重要的资源"，这句话我从小听到大。虽然已经离开日本多年，但我依然没有忘记这句话。俗话说"当局者迷，旁观者清"，在我这个身处国外的人看来，如今的日本并没有充分利用好这个最重要的资源。

其实，在大多数欧美国家，原本并没有"过劳死"这一概念，英语甚至直接收录了日语中 karoshi 这一表示过劳死的词。也就是说，日本人"过度工作"的情况已经达到外国人难以想象的地步。所以说，日本非但没有充分利用"人才"这一最重要的资源，反而还在损耗它。总而言之，我认为日本人需要更高效的休息。

更何况，人在筋疲力尽的状态下，也难以刻苦努力、专心致志地学习或工作，更无法达成成功这一目标。我们**只有通过适当休息，充分恢复体力和精力，才能在努力达成目标的过程中不会感觉那么痛苦。**我们也只有在体力充足、精力充沛的状态下，才能在工作、学习和生活中发挥最佳水平。

状态波动可以被控制

当状态不好时，人会出现提不起干劲、做事不顺利、没有耐心、脾气不好、身体疲乏、头昏脑涨等不良反应。**若不加以干涉，这些不良反应就可能发展成精神疾病。**

在喊口号、靠毅力的唯心论中，人一旦出现这些不良反应，就会被认为是心理脆弱导致的，但很显然，只是简单地得出这一结论并不够。人的身体状态、情绪、驱动力以及关心他人的同理心等方方面面，都处于大脑这一总司令部的控制之下，而大脑的机能又由神经和内分泌等系统相互联合作用而决定，这一过程可以用科学来解释。我们只要将这些科学理论应用于实际，就不会将不良反应归咎于"心理脆弱"，且可以对症下药，恢复身心状态。简而言之，**状态波动是可以自主控制的。**

　　若论在身体和心理机制各个领域的研究成果，在世界范围内日本也不算落后。日本也在进行与欧美类似的研究，并逐步形成理论。但是，在理解理论并将理论应用于现实方面，欧美处于世界领先地位，日本和其他国家则紧随其后，陆续在这一领域中发展。

　　从我的前作《斯坦福抗疲劳法》到这部《最强身心》，我花费了三年时间。因为将众多研究结论消化吸收，应用于一线实践，观察效果，再将新方法转化为体系固定下来，是一个耗时较长的过程。我作为在这一领域进行研究和一线实践的人，要将斯坦福大学最新且有效的研究成果传达给大众，也需要花费一定的时间。

　　总而言之，我在目前的新理论中挑选了适用于亚洲人的内容，写成了本书。希望接下来介绍的知识和方法能为充实你的人生略尽绵薄。

各方赞誉

推荐序一 打造冠军级、不疲惫的超级体魄

推荐序二 找到自己的节奏,保持高水平表现

前　　言 世界最强医疗团队的智慧结晶

第一部分 重新认识身体,开启最强身心 　　001

　　01 无压力、有动力……一切取决于大脑　　003

　　02 充实人生的两个主角:多巴胺和血清素　　006

　　03 早晚都能管理的脑内奖赏系统　　009

　　04 人类天生的动力机制是什么?　　012

　　05 了解体内机制,开启"高能人生"　　015

第二部分 激活血清素系统,让身心好好休息 　　021

　　06 什么是疲劳的本质?　　023

　　07 压力究竟是什么?　　026

08 抗压能力由哪三种激素决定?   029

09 绝妙的激素接力帮助我们对抗压力   033

10 哪些压力能促人成长?   036

11 如何构建紧张和放松的动态平衡   039

12 注意! 慢性压力破坏人生   044

13 如何测量身心健康度?   048

14 你到底是暂时性睡眠不足还是慢性疲劳?   054

15 究竟什么是自主神经?   057

16 我们的觉醒和镇静是由什么调控的?   062

17 身心保持健康的秘诀是什么?   067

18 打理好身体这栋"房屋"的"家务工具"   072

19 呼气到底究竟有多重要?   078

20 二氧化碳并不是"呼吸的垃圾"   081

21 为什么说应该用鼻吸气?   086

22 腹部用力, 4 秒吸气, 6 秒全部呼出   089

23 过度努力的人为什么容易一蹶不振?   094

24 紧张了? 请来一次生理性叹气   099

25 睡觉时脑内都在发生些什么?   104

26 睡眠不足的大脑会产生什么障碍?   110

27 是什么在控制我们的睡眠?   113

28 什么能帮助我们舒适地入睡和苏醒?   116

29	理想的一日从何开始?	119
30	沐浴光的最佳角度和时间	124
31	低角度的光有怎样的魔力?	127
32	你知道身体的三大基本营养素吗?	132
33	进食的顺序决定了血糖值	138
34	维生素和矿物质有多重要?	141
35	做好这三件事,胜过吃营养补剂	151
36	强忍饥饿,不如吃点零食	158
37	回顾并记录自己的一天	161

第三部分	**激活多巴胺系统,让发奋努力没有障碍**	**165**
38	25 岁以后,仍可能二次成长	167
39	成年人的大脑如何才能二次成长?	171
40	是什么决定了动力是否充足?	174
41	什么是多巴胺崩溃?	177
42	如何用 DPO 重振积极性?	180
43	怎么在两个奖赏系统之间自如切换?	183
44	大脑的专注力每 90 分钟中断一次	186
45	养精蓄锐,就用 NSDR	191
46	忘我境界、心流状态……怎样才能达到?	198
47	怎样将自己的能力发挥到极致?	203

48	如何养成享受挑战的心态？	208
49	如何接受事物，就会如何行动	214
50	固定型思维，No！成长型思维，Yes！	217
51	表扬过程，还是表扬结果？	219
52	成功离不开 yet 思维	224
53	向寻找猎物的祖先学习	227
54	取得最佳成绩的三个条件是什么？	232
55	什么样的思维能创造出丰富多彩的社会？	235
56	提升内脏机能的 IAP 呼吸法	240
57	IAP 呼吸锻炼法让身体更强壮	246
58	跟我练 1　调整骨盆前倾、改善体态	249
59	跟我练 2　稳定躯干、提升核心肌群	251
60	跟我练 3　盯着电脑久坐后，做这个动作	253
61	跟我练 4　消除脖子和肩膀酸痛	257
62	跟我练 5　塑造强大的臀部发动机	259
63	跟我练 6　动不动就疼？先检查关节灵活度	267
64	为什么现代人容易腰痛和膝盖痛？	272
65	跟我练 7　让胸椎更灵活	275
66	跟我练 8　提高髋关节灵活度	278
67	跟我练 9　从脚开始，提高行走质量	281
68	心绪不宁干劲全无？这样做就对了	288

69　让人心安的感恩　　　　　　　　　　　294

70　怎样做才能不受他人摆布?　　　　　　299

71　孤独的人有哪些危险?　　　　　　　　302

72　想降服恐惧和压力? 用这种方法　　　　304

后　记　犯错是让身心变强大的契机　　　　309

最強身心

スタンフォード式

脳と体の強化書

第一部分

重新认识身体，
开启最强身心

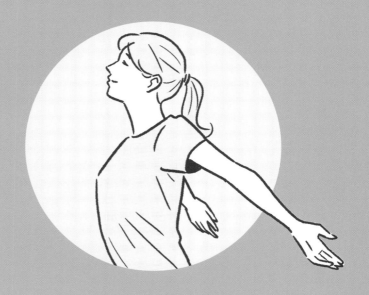

01 无压力、有动力……
一切取决于大脑

大脑中存在积极行事的活动模式和放松身心的休息模式两个奖赏系统，我们可以通过适时切换两个奖赏系统，让大脑发挥最佳水平。

大脑中的两个奖赏系统

在我们的日常生活中，无论是为取得成果而积极主动地做事，还是通过休息身心为第二天养精蓄锐，其过程都受到大脑的控制。

大脑中存在两个不同的奖赏系统，能让我们分别进入活动模式和休息模式（见图 1-1）。换言之，**我们只要学会在这两个奖赏系统之间自如地切换，就可以调整身心状态，随时发挥最佳水平**，并能让自己在满怀成就感和幸福感、可以发挥丰富想象力的状态下工作。

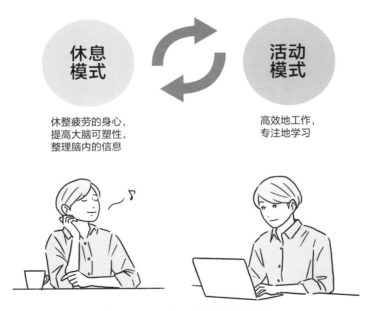

图 1-1　在两个模式之间切换

不论你的能力有多强，总是绷紧神经是无法感到幸福的，也无法给他人带来幸福的感受。反之，如果我们整天优哉游哉，什么也不做，只会一事无成。

重要的是，我们要恰当地在活动模式和休息模式之间切换，也可以说是在开机与关机状态，或是在工作与家庭之间进行切换。用脑科学的术语来说，这样的切换就叫作"在两个奖赏系统之间切换"。

02　充实人生的两个主角：
多巴胺和血清素

主宰活动模式的脑内物质是多巴胺，它能帮助我们提高积极性，促使我们向着目标前进。而主宰休息模式的脑内物质则是血清素，它能让我们保持健康的心态，缓解焦虑情绪，还与睡眠质量、食欲大小等有所关联。

脑内物质决定身心状态

大脑的两个奖赏系统中由两个脑内神经递质发挥主要功能，它们就是多巴胺和血清素（即 5- 羟色胺）。因此，我在后文中会将促进人努力的奖赏系统称为多巴胺系统，将促进人休息的奖赏系统称为血清素系统。

多巴胺可以激发我们行动的积极性。大脑在尝到成功的快感后，往往会渴望更多快感，这便是多巴胺在发挥作用。

我们之所以能够在确立目标后朝目标努力前进，在实现目标后再确立新的目标，都是因为多巴胺在起作用。

而血清素则会对人的睡眠和食欲产生影响，还能缓解压力带来的焦虑情绪。血清素可以有效避免多巴胺和去甲肾上腺素的过度分泌，调节身心平衡。这也是血清素被称为快乐激素的原因。

缺乏血清素，会使人陷入情绪低落、疲乏倦怠、压力过大、孤独无助的状态。

这两种神经递质的作用如图 1-2 所示。

多巴胺	血清素
激发干劲儿 提高注意力和记忆力 提升幸福感 促使人乐观	让大脑进入最适当的觉醒状态 保持平常心 调节自主神经 表情和肌肉呈现良好状态 缓解不佳状态（原因不明的身体不适）

图 1-2　多巴胺与血清素的主要作用

　　当然，我们的身体极其复杂，在各种物质的精妙配合下才可以维持正常运转。因此，多巴胺和血清素只能说是略显突出的主角，众多"名配角"也是不可或缺的。

03　早晚都能管理的
脑内奖赏系统

多巴胺系统和血清素系统是可以有意识地进行管理的。例如，如果你早点起床沐浴朝阳，到了晚上就能正常入睡，这是因为血清素系统对早起这一行为做出了反应。

幸福感是大脑给我们的奖赏

人无法主观控制体内物质的分泌，但**采取相应的行为可以促进体内不同物质的分泌**。例如，沐浴朝阳能促进血清素的分泌。我们先来认识一下大脑的奖赏系统之一——血清素系统。

血清素具有多种功能，其中最具代表性的功能是可以合成褪黑素。褪黑素是一种可以让人产生幸福感并能引起睡意的激素。简单来说，在沐浴朝阳 15 ～ 17 分钟后，脑内名为松果体的腺体，便会以血清素作为原材料合成并分泌褪黑素。到了夜晚，褪黑素便会引发睡意，让人快速入睡。

不知道大家是否有这种感觉：当我们因工作和家务而筋疲力尽时，只要能和亲人共度时光、看看孩子的睡脸、和宠物玩一玩，疲劳感就会消失。

事实上，不论是因疲劳而阴晴不定的心情得到平复，还是高度紧张的情绪得到缓解的感觉，都不是我们主观上的错觉，而是血清素在发挥作用。再比如，当我们和他人进行亲密接触，或是对爱的人表达深切爱意时，身体就会分泌催产素 ① 这种让人感到幸福的激素，这同样是血清素系统的作用。

也就是说，当你沐浴朝阳、和亲人共度时光、看着孩子的睡脸、和宠物玩耍、与他人亲密接触时，大脑会分泌血清素或催产素，使你因此感到幸福，或是合成有助于睡眠的褪黑素，这是大脑对恰当行为的一种奖赏。图 1-3 展示了血清素水平对人体的几种影响。

_____

① 一种肽类激素，可以降低人体内压力激素的水平。——编者注

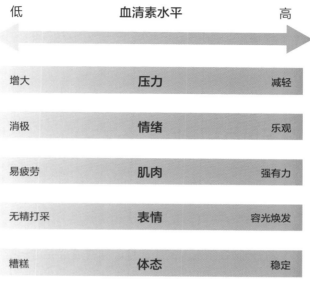

图 1-3　血清素水平对人体的影响

04　人类天生的
动力机制是什么?

多巴胺的分泌会激发人的积极性，同时还会促进一些可以提高思维能力、工作动力、专注力的物质的分泌。正因人体自古便具备这套机制，人类才能在残酷的自然界生存下来，并不断进化。

确立合理的目标

接下来，我将简单地介绍另外一个奖赏系统——多巴胺系统。

假设我们确立了一个较为远大的长期目标，再在实现长期目标的过程中确立多个不大不小、稍做努力就能实现的短期目标，然后朝着目标前进，那么在实现一个个短期目标的时候，人体就会以恰到好处的数量持续分泌多巴胺这一神经递质。去甲肾上腺素和肾上腺素也会同时得到分泌，它们能促使人干劲十足，身心随时做好行动准备。

简单来说，多巴胺的作用是唤醒大脑，振奋精神；去甲肾上腺素会对压力产生反应，使大脑保持思考状态，让身体保持持续活跃；肾上腺素能为身体提供能量，使其反应更迅速。

比如，持续急促呼吸 2～3 分钟后，身体就会发热，原因并非体温上升了，而是肾上腺素的分泌量增多了。

此外，人体在分泌多巴胺、去甲肾上腺素、肾上腺素的同时，还会分泌一种名为乙酰胆碱的神经递质，它能让人保持清醒，避免记忆力下降。

也就是说，当人确立了明确的目标后，多巴胺系统便会促使大脑使用多巴胺、去甲肾上腺素、肾上腺素、乙酰胆碱在实现目标的过程中"奖赏"自己。

这便是人类自古便具备的动力机制，如图 1-4 所示。在更远古的时期，当人类感到饥饿时，这套机制能让人鼓起勇气进入危机四伏的大自然进行狩猎和采集。正因有了多巴胺系统，人类才能在残酷的自然界中生存至今。

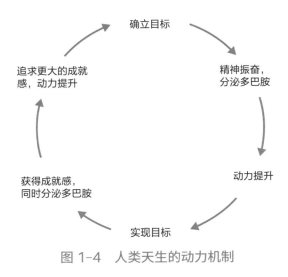

图 1-4　人类天生的动力机制

05 了解体内机制，
开启"高能人生"

一帆风顺的人并非只是运气好，这些人之所以既能享受工作又能做出成果，是因为他们能适时地在两个奖赏系统之间进行切换。只要在适当的时机做出相应的行为，在两个奖赏系统之间正确地进行切换，人人都能开启自己的"高能人生"。

寓工作于乐的秘密

我在前文介绍的只是简单的例子，目的是让大家理解大脑的两个奖赏系统是如何运作的。我想说的是，工作顺利、生活顺心的人往往善于在这两个奖赏系统之间进行切换。

　　血清素系统和多巴胺系统之间并没有明确的界限。比如，许多人在休息时也偶尔会灵光乍现，想到与工作有关的点子，也有许多人能将工作当成兴趣的延伸，从而享受工作。而一帆风顺的人通常都好奇心旺盛，有明确的目标，并善于时刻向前看。**这并不是因为他们天生如此，而是可以用脑科学观点来解释的：因为他们善于在两个奖赏系统之间进行切换。**

　　这并不是因为工作生活一帆风顺的人有能力主动控制血清素和多巴胺等神经递质的分泌，世界上很少有人能做到这种事。他们的优势在于，他们能够透彻地理解这两种物质发挥作用的机制并做出有益的行为，可以让多巴胺系统或血清素系统在适当的时机发挥作用。大脑中的这两种物质分泌充足时的状态如图 1-5 所示。

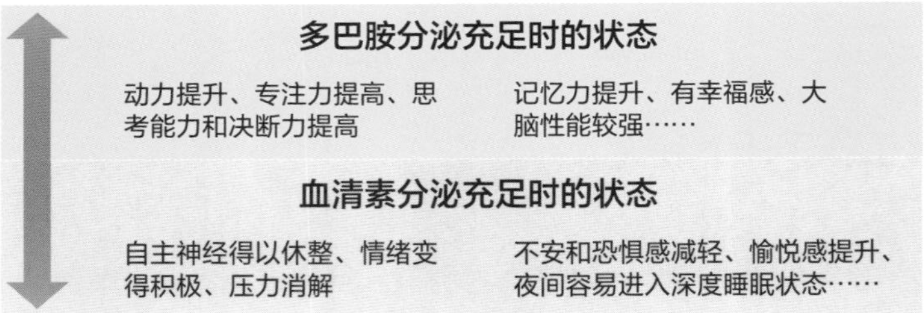

多巴胺分泌充足时的状态

动力提升、专注力提高、思考能力和决断力提高　　记忆力提升、有幸福感、大脑性能较强……

血清素分泌充足时的状态

自主神经得以休整、情绪变得积极、压力消解　　不安和恐惧感减轻、愉悦感提升、夜间容易进入深度睡眠状态……

图 1-5　多巴胺和血清素分泌充足时的状态

选择有益的行为

疲惫不堪、没有干劲、做不出成果的人如果想要改变状态，就要**在适当的时机选择有益的行为，让多巴胺系统或血清素系统发挥效用**。如此一来，你就能在两个奖赏系统之间顺利切换，让工作和生活变得更充实，让人生变得更美好。

那么，什么是有益的行为呢？这便是本书想要传达给你的主要内容。

想让血清素分泌，仅仅沐浴朝阳是不够的；想让多巴胺的分泌量恰到好处，只确立简单、容易的短期目标也不够。想让这两个奖赏系统发挥效用，还涉及许多复杂的行为选择。

因此，本书将分为两部分，第一部分介绍激活血清素系统的方法，第二部分介绍激活多巴胺系统的方法，如图 1-6 所示。

激活血清素系统的方法	激活多巴胺系统的方法
消除疲劳，以熟睡等方法进行适当休息，恢复身体的状态	通过强化思维和体能促进成长，养成能时刻保持积极进取状态的身心

图 1-6 激活两个系统的方法

为方便大家阅读，我对本书各章节的主题做了总结，具体内容对应章节如图 1-7 所示。

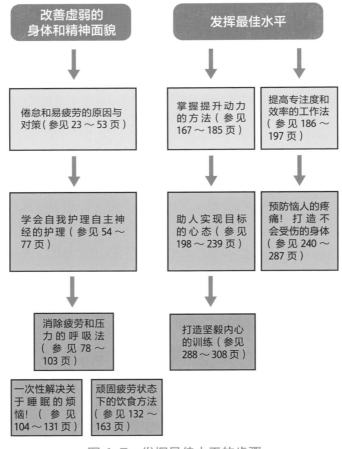

图 1-7　发挥最佳水平的步骤

为了让大家能在实践书中的方法之前对身体的运转机制有一定了解，文中会对一些较为专业的概念进行解释，但实践方法本身并没有太大难度。希望你能从今天开始，**该努力的时候就发奋努力，该休息的时候就好好休息**，为拥有能时刻发挥最佳水平的身心活动机制打下坚实的基础。

最強身心

スタンフォード式

脳と体の強化書

第二部分

激活血清素系统，
让身心好好休息

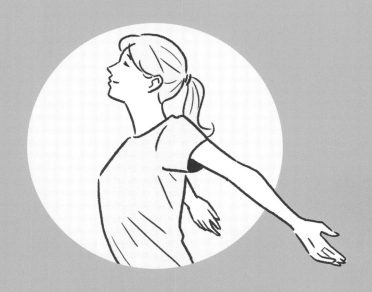

06　什么是疲劳的本质?

人若想维持身体的状态，需要确保体内多种激素和神经递质的适时适量分泌。这些激素和神经递质产生的作用以及生效的时机维持着人体的平衡，若这一平衡长期处于紊乱状态，人就会感到疲劳。

是什么导致了疲劳

人们将身体无力、头昏脑涨、情绪低落、动力低下的状态统称为疲劳。那么，疲劳的本质究竟是什么?

人们有时会将疲劳分为身体疲劳、头脑疲劳、精神疲劳等几种，但准确来说，人体的每个部位都是以大脑为中心连接在一起的。除了剧烈运动导致肌肉酸痛这类明确的身体疲劳之外，大多数疲劳是指精神、身体、大脑乃至全身器官整体感受到的状态。

因此，并非想要消除大脑疲劳就休整大脑，想要消除身体疲劳就休整身体，想要消除精神疲劳就休整精神，只有调节人体的整体平衡，才能从根本上消除疲劳。

- 人体在各种激素和神经递质的配合之下维持着运转。
- 激素和神经递质的分泌时机、分泌量决定了人的干劲高涨还是低迷、思维活跃还是迟钝、身体轻盈还是沉重，以及情绪愉悦还是低落。

不论是我们能切身感受到的身体状态或头脑状态，还是难以捉摸的精神状态，都由体内激素的分泌水平和脑内神经递质的传递决定。

人体内的许多物质每时每刻都在共同发挥作用，因此，疲劳的原因也并非只有一个。从这个意义上说，人们常说的导致疲劳的物质并不是某种特定的物质。

总而言之，疲劳的本质并非三言两语就能解释清楚。我们只需要知道，**疲劳症状的成因是人体内多种维持健康的物质失衡，尤其是分泌时机和分泌量失衡。**

07　压力究竟是什么？

　　因压力而产生的烦躁、郁闷等感受并非原因不明的心理作用，而是可以用科学理论解释的生理反应。当我们的大脑感知到压力的刺激，并使器官的活跃度升高或降低时，就表现出了压力症状。

用科学解释压力

　　人体内有对抗压力的系统。但是，压力究竟是什么？一言以蔽之，**压力是能让大脑清醒、兴奋，并引发特定生理反应或促人**

做出某种行为的一种外部或内部因素。

人在感受到愤怒、紧张、惊吓、急迫等压力时，通常会心情焦躁、坐立不安，有时甚至会变得话多。我们应该都有过因紧张而想上厕所、口干舌燥或食欲不振的经历，这些都是典型的压力反应。

大脑感受到压力后，就会分泌某些抗压激素。在这些激素的作用下，人体内不同器官的活跃度可能会随之提升或降低，然后产生相应的生理反应或行为变化（见图 2-1）。

☑ 血管收缩，血液集中流向心脏，导致心跳加速，同时流向四肢的血液减少
→ 四肢冰冷、僵硬

☑ 储存尿液的膀胱活跃度提升
→ 想上厕所

☑ 睡觉时几乎没有压力刺激，膀胱的活跃度也较低
→ 睡觉时可以好几个小时不上厕所

☑ 唾液分泌减少，口干
→ 口渴，想喝水

☑ 消化系统的活跃度降低
→ 食欲不振

☑ 有害细菌和病毒入侵体内，导致呼吸急促、体温升高
→ 免疫系统被激活，免疫细胞击退"外敌"

图 2-1　抗压激素作用下的反应

从以上的例子中可以看出，人体之所以能够对压力做出反

应，是因为人体分泌的神经递质和激素在发挥作用。

　　压力引发的生理反应和行为变化，很容易被当成难以捉摸的心理作用，但实际上，这些反应都可以用科学理论来解释。

08　抗压能力由
哪三种激素决定？

对抗压力的激素主要包括去甲肾上腺素、肾上腺素、皮质醇三种。这三种激素均由肾上腺分泌，如果肾上腺疲劳，人的抗压能力就会变差。

什么是肾上腺疲劳

对抗压力的第一种代表性激素是由多巴胺经过 β- 羟化而生成的去甲肾上腺素。当人感到危险、不安、恐惧、愤怒时，位于肾上腺中央的肾上腺髓质会分泌去甲肾上腺素。此外，去甲肾上腺素还能作为神经递质作用于大脑，激活人体状态。具体来说，**去甲肾上腺素会对大脑活动产生较大影响，让大脑清醒，还会使人的感官变得敏锐，提高集中力、注意力和记忆力。**通常，人一紧张可能就会感到焦躁，容易被琐事扰乱心绪。适度的紧张有提升注意力水平的良好效果，但过度紧张会让自己和周围的人感到不适。

第二种代表性激素是由去甲肾上腺素经甲基化形成的肾上腺素。肾上腺素和去甲肾上腺素一样，在人感到危险、不安、恐惧、愤怒时，会由肾上腺髓质分泌。**肾上腺素会使人的血管收缩、血压升高、心率加快。**人在紧张时之所以容易出现手心冰凉、心跳加速的反应，正是因为肾上腺素分泌导致手指末梢血管中的血流量减少并使心率加快了。人能够对各种各样的压力做出反应，调整身体状态来对抗压力，都是肾上腺素在起作用。

第三种代表性激素是皮质醇。肾上腺素和去甲肾上腺素都是由肾上腺髓质分泌的，而皮质醇是由肾上腺皮质分泌的。**当大脑对压力刺激做出反应后，皮质醇就会在体内一系列连锁反应后被分泌出来，帮助我们的大脑和身体对抗压力。**

由此可见，肾上腺髓质和肾上腺皮质（见图 2-2）这两个构成肾上腺的部位是对抗压力的关键。因而，当肾上腺陷入疲劳，机能减退，即人体处于"肾上腺疲劳"状态时，由于上述激素分泌不足，人就会感到疲倦无力。

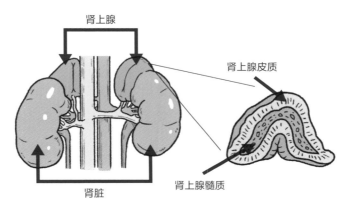

肾上腺

肾上腺皮质

肾脏

肾上腺髓质

图 2-2　分泌三种激素的部位

应对压力的主要激素类型

▶ 去甲肾上腺素（肾上腺髓质分泌的激素）：
可作用于大脑的神经递质，能振奋身心，提高
注意力。

▶ 肾上腺素（肾上腺髓质分泌的激素）：
让心率加快、血压上升，促进血液流动，也可
以向各器官发出麻痹痛觉等指令。

> ▶ 皮质醇（肾上腺皮质分泌的激素）：
>
> 　　大脑感知到压力后，会刺激肾上腺皮质分泌皮
> 质醇。皮质醇可以调整大脑和身体状态，使其
> 有能力对抗压力。
>
> 　　抗压激素有升高血压、增加呼吸频率的作用。因
> 此，慢性高血压和过度通气综合征[①]患者需要注意避免
> 进入极度紧张的状态。

---

① 情绪紧张或癔病发作时出现的通气过度综合征，表现为胸闷窒息，心跳过
　快，四肢麻木，意识模糊等。——编者注

09 绝妙的激素接力
帮助我们对抗压力

受到压力刺激时，下丘脑会先向垂体传递激素，垂体再向肾上腺传递激素。这一连串绝妙的协作，能够帮助人体分泌抗压激素，从而让我们对抗压力。

什么是激素接力

我们体内有许多神经递质和激素，它们以绝妙的协作维持着人的身心健康。

作为抗压激素之一，皮质醇的分泌过程并非在感受到压力后才开启。每当压力袭来，人体内就会发生"激素接力"。

我简单介绍一下何为"激素接力"。

首先，大脑感受到压力后，大脑中名为下丘脑的部分就会分泌促肾上腺皮质激素释放激素（corticotropin releasing hormone，CRH）。CRH 的作用是刺激大脑，这一刺激会被传递给丘脑下部的腺垂体，腺垂体会分泌能刺激肾上腺皮质的促肾上腺皮质激素（adrenocorticotropic hormone，ACTH）。[①]

在腺垂体分泌的 ACTH 将刺激传递至肾上腺皮质后，肾上腺皮质才会分泌皮质醇，使我们的大脑和身体进入能够应对压力的状态。

这一过程正如接力跑一般。

更形象地说，在"激素接力"的过程中（见图 2-3），"第一棒选手"是 CRH，从下丘脑跑到腺垂体；"第二棒选手"是 ACTH，从腺垂体跑到肾上腺皮质；"第三棒选手"则是肾上腺皮质分泌的皮质醇，跑到名为"对抗压力"的终点，这样环环相扣的接力跑就在我们身体中发生着。

---

① 除 ACTH 外，CRH 还能刺激脑垂体分泌 β- 内啡肽和 β- 促脂素。——编者注

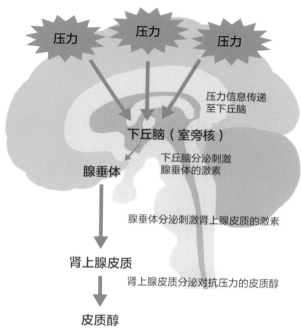

图 2-3　皮质醇分泌过程中的激素接力

10 哪些压力能
促人成长?

压力并不一定都不好，也有促人进步的正面压力。比如，在重要场合中保持情绪振奋，或肚子饿了去吃东西，都是压力反应的体现。如果没有正面压力，人就无法成长和成功。

有压力不一定是坏事

说到压力，我们首先想到的或许是生活压力和人际关系压力。然而实际上，**在尝试理解未知事物、学习新技能或挑战自我时产生的感觉，也是一种压力。**

就像体育运动员在比赛前会因为兴奋而呼吸加速、心跳加快一样，你在重要的讲话、洽谈或是考试之前，是否也有想大干一场的劲头呢？此外，正如人们常说的"紧绷的神经放松了"那样，有人会在大事了却后因为突然放松了下来而感到身体不适。

这种**在关键时刻让人精神振奋的正面压力也是存在的。这意味着压力能激活人的精神状态，让身心充满力量，促人前进。也可以说，压力能够促使人通过行动来改变现状。**

举一个生理方面的例子——饥饿。人在饥饿时会行动起来，想办法填饱肚子，这正说明了压力能促使人行动。

总之，我们无法将压力清零，也不必将压力清零。因为压力的出现并不一定是坏事。相反，**正因为有压力，身体才会分泌抗压激素，促使我们做出行动。**这是人体与生俱来的、为了生存和进步所必备的机能。

> ## 促人前进的正面压力
>
> ▶ 在做目标明确、有挑战性的事情，例如比赛、演讲、洽谈、考试时所感受到的适度压力。
>   ▷ 令人振奋起来，让呼吸和心跳都加快。

▶ 饥饿等日常生活中人们能够感受到的微小刺激。

　▷ 促使人做出出门吃饭或买食材做饭的行动，使人活跃起来。

会破坏身心平衡的负面压力

▶ "不想做却又不得不做"这一类被逼无奈的情况。

▶ "对被分配的工作不满意""觉得自己绝对做不到"，却强迫自己去做的情况。

　▷ 身心不堪重负，出现腹痛、胃痛、失眠等负面症状。

11 如何构建紧张
和放松的动态平衡

时而放松下来观察全局，时而绷紧神经，高度集中精神，只有在这两种状态的交替协作之下，我们才能发挥最佳水平。

关键在于平衡

要是没有压力，人的身体状态和能力就无法提升，无法专注于某件事，也无法制订并实现目标。如果把压力分为负面压力和正面压力两种，那么职场中的人际关系压力、长期睡眠不足、饮食和生活节奏不规律等慢性压力，就是需要我们去克服的负面压力，而促人进步的压力就是正面压力。

但是，一个人若长时间处于压力状态下肯定不是好事，关键是要**在正面压力和放松两种状态之间找到平衡**。

为什么球会是静止的

举个例子，当老虎看到一群羚羊并从中寻找捕猎目标时，瞳孔会缩小，这是它纵观全局而非将注意力集中在某一点上的状态表现。但是，如果老虎将目标锁定在某一头羚羊身上，并追逐这一猎物时，瞳孔会瞬间放大，这是它将注意力集中在某一点上的状态表现，如图 2-4 所示。

只有在放松地纵观全局和紧张地追逐猎物这两种状态之间自如地切换，老虎才能成功捕获猎物。如果你养过猫，一定也见过猫在专注于喜欢的玩具时瞳孔会放大成圆形的现象。

人类也是动物，也跟老虎和猫一样。

我再举一个棒球比赛的例子。击球员在进入击球区之前会先纵观全局，比如观察防守球员的位置、跑垒员^①的姿势以及教练用手势下达的指令。但是，击球员一旦站上击球区，看到投手挥动手臂扔出球后，就会瞬间将注意力集中在高速运动的球上。

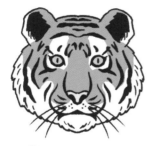　　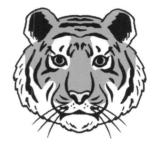

放松状态（一般状态）　　　　专注状态（感兴趣、受到惊吓）

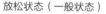

图 2-4　两种状态下的瞳孔

　　关注棒球比赛的人应该经常会听到状态绝佳的击球员说自己连球的缝线都能看到，甚至觉得球是静止的。这就说明，当我们将注意力高度集中于一点上时，有可能激发出让周围的物体"沉睡"的潜能（见图 2-5）。

---

① 在棒球比赛中，安全到达一垒后继续进行进垒、偷垒、得分等进攻行为的攻队队员叫"跑垒员"。——编者注

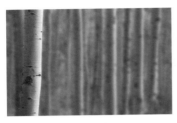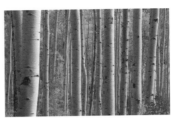

专注状态　　　　　　　　放松状态

图 2-5　两种状态下的视野差异

　　不只是视觉，听觉等其他感觉也是一样：当处于放松状态时，我们会更容易听到周围的各种声音，但如果我们将精神集中于一处，专注地去听某一种声音，其他声音就仿佛消失了一样。如果进一步集中注意力，周围的杂音就甚至全部"消失"，我们会进入自己的世界。

　　当聚精会神于某件事时，我们往往听不到他人对我们说话，这也是因为我们进入了专注状态。

　　此外，在学习和工作中，我们如有需要集中精神做出成果的时候，不仅要拿出干劲，给自己紧张感和压力，也需要适时放松。在集中精神一段时间之后要进行适当的休息。**越是能保持紧张和放松之间的平衡，就越能发挥自己的真正实力，取得成果。**

身体的稳态应变

我们的身体原本就具备维持稳态的功能。在心率、体温、血糖值、血氧值、动脉血压等身体维持生命活动的必要条件因外部压力面临崩溃的时候，身体会自行调节，用生理作用让濒临崩溃的身体功能恢复原状、维持稳态。正因这一功能的存在，我们的身体才得以保持稳定的生物节律，保持健康。

另外，我们的身体还具备因外部压力而变化的功能，被称为"稳态应变"。例如，一开始举不起哑铃的人在经过一段时间的健身后，也能举起来了；或者刚开始连 2 千米都跑不完的人，在习惯了慢跑后能轻松跑完 5 千米。人体之所以能这样习惯外部压力，随之提升体力和耐力，都是因为稳态应变的存在。

需要注意的是，稳态应变的重点在于"循序渐进"，要是突然施加巨大的压力，身心都会难以承受，典型的例子就是从来不运动的人突然开始健身很容易受伤。这也为生活在现代社会的我们提供了启示。

现代社会瞬息万变、节奏极快，**身处这种外部压力不断增加的环境中，我们先要有足够强的意志力，然后通过学习科学知识，循序渐进地提升自己的抗压能力。**

12　注意！慢性压力破坏人生

威胁健康的最大敌人是时刻处于压力过大的状态。只有在内外保持平衡时，人体才能对抗压力。如果人时刻处于压力过大的状态，这种平衡就会被打破，身心健康就会受影响。

失效的抗压系统

现代人的生活往往时刻伴随着压力，但只要能与之有效对抗，我们就不会被压力击垮。让体内机能运转和外界感知系统保持协调的秘诀，是使身体内感知压力的系统和抗压系统都维持正常运转。但是，这种天然抗压系统的作用有限，通常都有极限值。虽然这个极限值因人而异，但如果长时间不间断地受到过大的压力刺激，内外的平衡就会被打破，人体的抗压系统就会失效。

抗压系统一旦失效，人首先会出现失眠、器官功能下降、头痛、状态不佳等初期表现，然后逐渐发展为焦虑、情绪低落、紧张、无力、注意力分散、思考能力低下、易怒和自闭等症状。

皮质醇过多过少都是问题

我们以皮质醇这种抗压激素为例。在正常情况下，人在感受到压力时体内会分泌皮质醇，没有压力时其分泌量则会减少。但如果人长时间压力过大，肾上腺皮质就会不断地大量分泌皮质醇，人体会一直处于对抗压力的紧张兴奋状态，身心都无法彻底休息。

如果人长期处于慢性压力中，抗压系统就不得不时刻保持工作状态，身体也会因此陷入恶性循环：不断分泌皮质醇的肾上腺皮质会劳累过度，<u>"过劳"的肾上腺即使感到压力刺激也无法分泌足够的皮质醇</u>，而皮质醇一旦不足，人就无法在各种压力下保持充沛的体力和精力，即无法对抗压力。

皮质醇过多的后果

▶ 身体和精神持续处于紧张兴奋状态，引发睡眠障碍。

▶ 皮质醇过多还会升高血糖值，血糖偏高会增加血液循环恶化、动脉硬化、糖尿病的风险。

皮质醇过少的后果

▶ 皮质醇少并不是因为压力小，而是有压力却因为皮质醇不足而无法对抗。

▶ 一般来说，如果人长期处于压力较大的状态下，除皮质醇以外的其他抗压激素，例如去甲肾上腺素、肾上腺素等的分泌量也会降低，从而引发连锁反应，导致皮质醇分泌不足。

▶ 皮质醇有升高血糖值的作用，所以皮质醇分泌量不足有可能引发低血糖。

▷ 出现早上起不来、能量不足、四肢发颤、免疫力低下而容易感冒、易疲倦、心态消极、焦虑、紧张、无力、判断力低下等状况。

▷ 低血糖还会导致夜晚无法熟睡、入睡后多次醒来、睡眠浅、疲劳无法消除。

慢性压力会影响工作效率

持续在压力状态下工作、学习或进行其他日常事务时，创造力会减弱。不仅如此，慢性压力会导致日常工作的效率降低。比如，原本只需 1 小时就能完成的工作，在压力状态下却花了 3 小时都无法完成。

现代的生活方式随时有可能诱发压力，因此最重要的事就是要避免自己被过度压力压垮，也就是要及时让身心得到休息，不要让身体的抗压系统超负荷运转。在繁忙的生活中，我们不应总是疲于应对外物，偶尔审视自身也是很重要的。

避免慢性压力的诀窍

▶ 每天给自己一段缓和的时间。

▶ 主动远离压力的诱因。

▶ 了解自己的个性：

▷ 你是不是严以律己的完美主义者？

▷ 你是否会因为对他人要求过多、期望过高而压力太大？

▷ 你是否经常拿自己和他人做比较，被不安和焦躁折磨？

13 如何测量
身心健康度？

心率变异性是反映自主神经^①工作状态的唯一客观数据，它能反映身体疲劳度和心理压力程度。在心率变异性能够被监测之前，身心状态只能通过日常生活中自身的感觉来估测，有了这个新指标，身心状态就能用数值来表示了。

如何测量心率变异性

最近，苹果智能手表（Apple Watch）和菲特比特智能手环

---

① 自主神经是指支配内脏、心血管、平滑肌和腺体的神经。——编者注

（Fitbit）上都能够显示心率变异性这项数值了（见图 2-6）。目前在日本了解这个指标的人还很少，但在未来几年，它很可能会作为测量身心健康程度或者说疲劳度的新指标而受到关注。

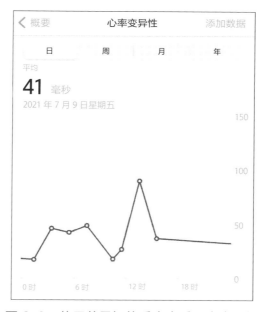

图 2-6　使用苹果智能手表查看心率变异性

苹果手机里的"健康"应用程序中有"心率变异性"一项，能同步显示苹果智能手表测定的数值。

首先简单介绍一下**心率变异性，它是反映自主神经中副交感神经工作状态的唯一客观数值。**

在斯坦福大学，为了更好地进行健康管理，我从几年前开始就让自己负责管理的游泳运动员们佩戴能测定心率变异性的装置，如智能手表或智能手环。

运动员佩戴的装置能显示睡眠情况和自主神经的工作状态，但普通人只需要关注智能手环等装置上的心率变异性数值就可以了。

人体内无时无刻不在分泌着物质，就是这些物质的绝妙配合维持着我们的身体机能。体内物质正常分泌、正常发挥作用时，身心就能维持健康状态，反之则会处于不健康的状态。健康与不健康，疲劳与不疲劳，都由极其复杂的人体生理机制决定。

我再简单介绍一下前文提到的自主神经。**自主神经包括与紧张状态相关的交感神经和与放松状态相关的副交感神经。**例如，白天集中精神工作时，交感神经会占据主导地位；晚上进入睡眠状态时，副交感神经就会占据主导地位。

交感神经和副交感神经相互配合，在适当的时候交换主导地位，就可以维持健康的身体状态。因此自主神经是名副其实的健康"要地"。

自主神经的工作也和许多体内分泌的物质有着密切关系。举个例子，体内物质无法正常分泌和发挥作用，也就是内分泌失调，进而导致自主神经失调时，就会引发疲劳。

会波动的心率

既然人体如此之复杂，那我们又该怎么知道自己的疲劳程度呢？

如果有一个客观基准，而不是仅靠自己的笼统感觉，或许就能尽早发现不明显的疲劳，及时应对。这个客观基准就是"心率变异性"。

心脏时刻都在跳动，让人意外的是，在健康的身体中，心脏跳动的间隔时间并非恒定不变，而是存在毫秒级的误差，有着细微的波动。那么，是什么造成了这种波动呢？

我们的身体内时刻都在发生着一种名为"呼吸性窦性心律不齐"（Respiratory Sinus Arrhythmia，RSA）的生理性改变。所谓呼吸性窦性心律不齐，是指由于吸气时交感神经占据主导地位引起心率上升，呼气时副交感神经占据主导地位引起心率下降，从而导致心率并不完全规律的现象（见图 2-7）。

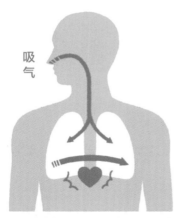
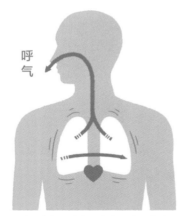

→ 肺内含氧量升高，心率上升，血液
　循环加快

→ 肺内含氧量降低，心率下降，血液
　循环减慢，心脏试图从疲劳中恢复

图 2-7　呼吸性窦性心律不齐

　　虽然这个现象叫心律不齐，但它并非疾病，而是呼吸不规律导致的一种正常的生理现象，是健康的人存在心率波动的原因之一。

　　反映这一波动程度的心率变异性数值，就是可以衡量当下身体状态的指标。因为维持人体运转的激素和神经递质会与大脑配合，影响自主神经，进而影响心跳，最后表现为心率变异性的数值。

也就是说，**仅"心率波动"这一个数值，就能反映自主神经控制下的众多体内生理活动的内容和质量**（见图 2-8）。通过心率变异性，我们可以间接获知自己身体的状态。

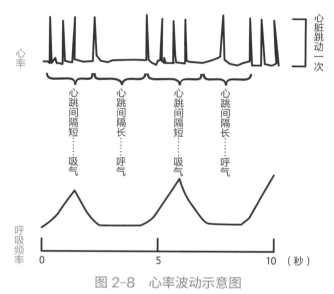

图 2-8　心率波动示意图

心率会在吸气时略微上升，在呼气时略微下降。

14　你到底是暂时性睡眠不足
还是慢性疲劳？

心率变异性数值低，表示交感神经占据了主导地位，数值高则表示副交感神经占据着主导地位。我们首先用两周时间观察心率变异性的趋势，得到自己的基准值，然后通过测量某段时间的心率变异性数值是高于基准值还是低于基准值，来了解自己的身心状态。

心率变异性低于基准值时

虽说我们很难找到一个通用的正常值或标准值，但积累测量两周后得出的数值可以作为自己心率变异性的基准值。**知道了自己的基准值，再对比当下数值就能判断起床后的疲劳感是来自暂时性睡眠不足还是不良生活习惯导致的慢性疲劳。**

无论睡眠时间是长是短，如果心率变异性数值总是低于基准值，就说明体内的交感神经过多地占据了主导地位。那么我们的身心很可能已经因休息不足而陷入疲劳，处于略微不健康的状态，尽管自己并未明确察觉。

自主神经协调工作的关键就是交感神经和副交感神经主导地位的平衡。但在现代社会中，大多数人都面临着交感神经更多地占据主导地位的情况。因此，**如果心率变异性数值经常性低于基准值，就尤其需要注意。**大家可以参考本书后面介绍的方法，重新审视自己的生活习惯，为副交感神经正常运转打下良好的基础。

单纯的睡眠不足，还是深度疲劳

▶ 睡眠时间：较短

▶ 醒来时的状态：感到疲劳

▶ 心率变异性：与基准值持平或高于基准值

当你的身体出现以上状况时，你很可能只是暂时性

的睡眠不足。自主神经工作正常，只是身心未能得到充分休息就被强行唤醒了。只要保证补足睡眠就能消除疲劳。

► 睡眠时间：7 小时以上

► 醒来时的状态：感到疲劳

► 心率变异性：低于基准值

如果出现了以上状况，可能是慢性压力引起的深度疲劳。你需要重新审视生活习惯，调整自主神经的平衡，保障睡眠质量。

15　究竟什么是
自主神经?

自主神经是大脑和内脏之间信息和指令的往来通道。自主
神经的工作决定着体内脏器的机能以及受到外部刺激后情绪和
行动的变化。

体内的"双向高速公路"

自主神经是一张从大脑延伸至脊髓,又从脊髓延伸至全身的
巨大神经网络,是人体生来自带的生命维持机制。

大脑在坚硬颅骨的保护下,位于黑暗封闭,无法直接产生感

知的地方。向大脑输送信息的是大脑的"外派机构",即眼、耳、鼻、舌、皮肤等。大脑就是通过这些器官感受到的五种感觉来获得外界信息的。

这些器官捕捉到的刺激信号会被快速传导至大脑,大脑将其处理后,将指令通过自主神经快速传导至各个内脏。

这种经由自主神经的信号传导并非单向的,刺激信号不仅从大脑经由自主神经传向内脏,内脏也会将刺激信号经由自主神经再传回大脑。

更形象地说,如果将我们的大脑比作"首都",将我们的内脏比作"各大城市",那么自主神经就是连接大脑和内脏的"双向高速公路"。

人的自主神经大致可以分为两种,分别为会在精神紧张时活跃的交感神经和在放松状态下占据主导地位的副交感神经。在从头部延伸至腰椎的脊髓 ① 中,交感神经的水平高度约位于胸腰部,而副交感神经则从头部和臀部上方的腰骶部附近向外延伸,连接着我们的心脏、肺、胃、肝脏、肠等内脏器官(见图 2-9)。

---

① 位于椎管内,成人脊髓全长约 42 ~ 45 厘米。——编者注

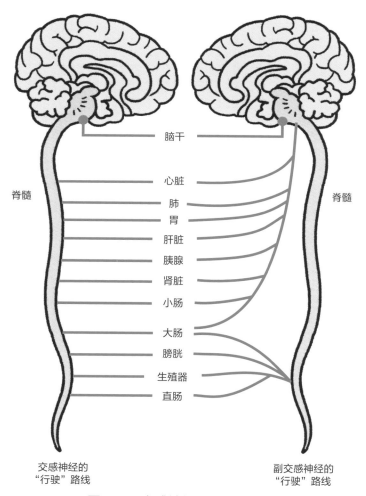

脑干

心脏

肺

胃

肝脏

胰腺

肾脏

小肠

大肠

膀胱

生殖器

直肠

脊髓

脊髓

交感神经的
"行驶"路线

副交感神经的
"行驶"路线

图 2-9　交感神经和副交感神经

主宰一切的自主神经

综上所述，自主神经的功能是掌管着"维持生命所需的一切"。

受到外界刺激时，交感神经首先会就"战斗或逃跑"做出判断。就像动物在大自然中遭遇敌人时，如果不能瞬间判断出该战斗还是逃跑，就可能性命不保。虽然战斗和逃跑是相反的行为，但二者都是在紧急情况下的瞬间反应，也均由交感神经发挥作用。**副交感神经控制的则是"休息和消化"**（见图 2-10）。

交感神经指挥着可以保护性命的紧急行动，副交感神经则使身体在缓和状态下维持生理平衡。交感神经占据主导地位时心脏会加速跳动，副交感神经占据主导地位时心脏跳动平缓。

在交感神经和副交感神经的指挥之下，在人体内和大脑中，上述的行为选择时刻都在发生，同时发生的还有紧张与缓和状态的交替以及激素的分泌。大脑和自主神经构成的指挥系统能瞬间处理海量信息，并决定接下来要做出的反应。

总之，除了维持我们生命的内脏机能外，我们的感受与受情感支配的行为等反应，也是由自主神经"主宰"的。

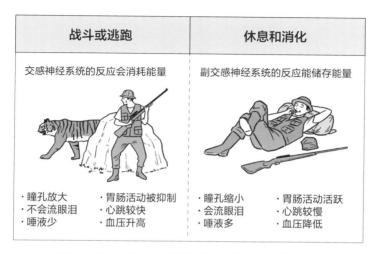

图 2-10 "战斗或逃跑"与"休息和消化"

16 我们的觉醒和镇静是
由什么调控的？

近年来，"人无法自主控制身体机能"这一常识正在一点点
被推翻。事实上，通过有意识地调节自主神经的活动，我们就
能对人体在觉醒与镇静状态之间切换的时机进行调整，从而改
善状态。

神经与内脏的相互作用

心跳、呼吸、分泌激素、消化吸收食物，这些体内的活动都
不受我们自主控制。是人体的自主神经调控着各个内脏，使其行

使各自的生理功能，让各种各样的体内活动得以正常进行，保证我们的生存。

自主神经是名副其实的自发运作的神经，也可以说是维持我们生命的全自动系统。

因此，自主神经控制下的内脏器官无法受人的主观意识控制一直是医学界长期以来的常识。但近年来，这个常识正在一点点被推翻。

目前有许多研究认为，人类无法主观开启或关闭内脏的工作，但人可以通过日常行为对内脏的工作方式进行调控。这就和我们开车时，用轻踩油门和刹车的方式控制汽车速度的快慢类似。

例如，心率加快会让交感神经占据主导地位，但如果反过来，使用特定的呼吸方式让交感神经占据主导地位，也能促使心率加快。

自主神经是连接我们大脑和其他器官的"双向高速公路"，所以我们**不仅可以通过调整心率对交感神经产生影响，也可以反过来，以激活交感神经的方式对心率的快慢产生影响（见图 2-11），从而实现身心的"双向调控"。**

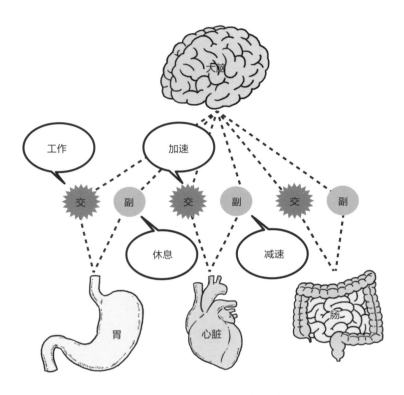

图 2-11　神经与内脏相互作用

　　也就是说，我们可以通过工作、休息中的恰当行为，来干预体内交感神经和副交感神经的活动，从而实现"自主控制身体机能"。

意识水平的九个等级

以上观点说明，我们可以通过刺激自主神经，对体内各个内脏的工作方式进行调控。斯坦福大学已有多项调查研究证明了这一观点，其中一项重要结论是，人可以通过调控自主神经活动的方式，控制"觉醒"与"镇静"状态的切换。

人的意识水平大致可以分为**恐慌、慢性压力、暂时性压力、觉醒、镇静、休息、疲倦、无力、抑郁**这九个等级。从自主神经活动的角度来说，如果交感神经过度占据主导地位，人的意识会处于慢性压力—恐慌的状态，而如果副交感神经过度占据主导地位的，则会处于无力—抑郁的状态（见图 2-12）。

不论是处于恐慌还是抑郁中，人都只会效率低下，往往什么也干不成。换言之，人理想的状态应该像钟摆一样，**在意识清醒能专注于工作的觉醒状态与心情放松的镇静状态之间适时地"摆动"。尤其是在既觉醒又镇静的意识水平下，即自主神经协调工作的时候，人才会处于最佳状态。**

接下来，我将介绍调节自主神经活动的方法，只要你学会这些方法，就能自主调控交感神经和副交感神经的工作状态，帮助自己将身心调整至最佳状态。

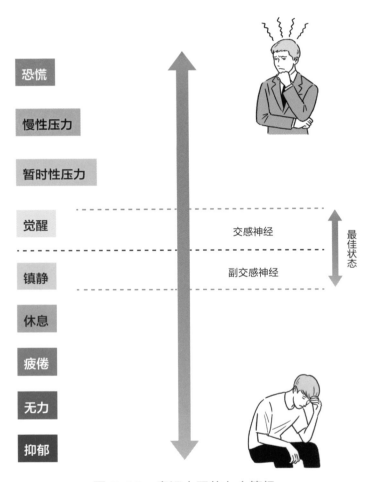

图 2-12　意识水平的九个等级

17 身心保持健康的
秘诀是什么？

迷走神经实际上是高效休息的最关键要素。现代人压力较大，交感神经更容易占据主导地位，激活主要控制副交感神经的迷走神经可以帮助我们调整日常生活和学习、工作习惯。

吃饱为何会感到幸福

现代人生活处在诸如社交压力、环境压力等各种各样的压力环境当中，会被迫处于时刻精神紧张的状态，使交感神经长时间占据主导地位。因此，虽说让自主神经保持平衡很重要，但考虑到现代生活的实际情况，还是需要采取一些方式使副交感神经更加活跃。

说到这里，必须先介绍一下迷走神经。这个词对于大多数人来说或许十分陌生，但可以毫不夸张地说，**迷走神经是现代人维持健康的关键。**

迷走神经始于我们脑内名为延髓①的部位，它从眼、耳附近经过，通过颈部延伸至每一个内脏器官。它能将大脑的指令回传给内脏，也能将内脏的状态传递给大脑，控制着大脑和内脏之间的双向信息传递。

例如，当人感受到饥饿时，迷走神经会促使肾上腺髓质分泌引起兴奋、促人行动的肾上腺素。于是，人就会活跃起来，起身寻找食物并进食。

等人吃饱之后，内脏又会将"吃饱"这一信号通过迷走神经传递给大脑，大脑接收到这个刺激信号后，人的意识就会由觉醒状态切换为镇静状态。我们体内调节食欲的激素与大脑中调节食欲的中枢的相互作用如图 2-13 所示。

---

① 也叫延脑。控制基本生命活动，如心跳消化、呼吸等。——编者注

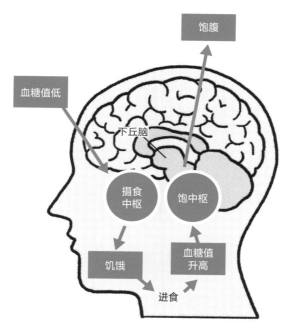

图 2-13　饥饿感和饱腹感在大脑中的体现

各种调节食欲的激素通过迷走神经作用于大脑中调节食欲的中枢，让人产生饥饿和饱腹的感觉。

迷走神经让身心舒缓放松

负责制造放松状态的副交感神经处在迷走神经的控制之下，因此激活迷走神经，副交感神经就能占据主导地位，为身体带来舒缓和平静（见图 2-14）。

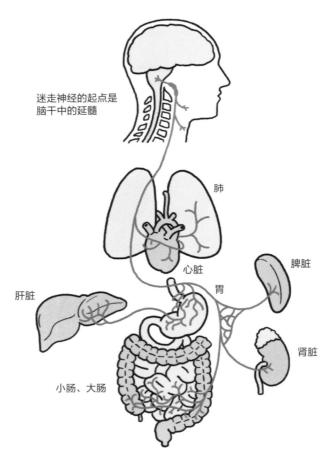

迷走神经的起点是
脑干中的延髓

肺

心脏

脾脏

胃

肝脏

肾脏

小肠、大肠

图 2-14　迷走神经与内脏的交流

大脑和内脏之间以神经纤维相连，信息进行着双向传递。迷走神经的
作用就是对信息传递进行调节。

"迷走神经"的英语是 Vagus nerve，表示迷走神经兴奋程度的 Vagal tone（意为"迷走神经张力"）一词就是由此衍生而来的。迷走神经统领着副交感神经，因此提高迷走神经的兴奋程度，即提高迷走神经张力，是让副交感神经适时占据主导地位的有效策略。

如果我们将交感神经比作让身心进入紧张、兴奋状态的"油门"，那么**迷走神经就是让身心进入缓和、镇静状态的"刹车"**。迷走神经兴奋时，交感神经的活跃度就会降低，身体就会产生血管扩张、血压降低、心跳平缓、压力反应与炎症反应缓和、疼痛减轻、睡眠质量提升、消化吸收功能改善、免疫力增强等变化。

说到这里，相信大家都已经明白了，之前为什么说交感神经占据人体主导地位时间更多的现代人，需要主动提高迷走神经的活性，以及为什么说迷走神经是现代人维持健康的关键。

另一方面，**由于迷走神经控制着副交感神经，因此迷走神经的兴奋程度也可以通过心率变异性进行估测**。如果心率变异性的数值低于自身基准值，就说明交感神经过多地占据了主导地位，同时也表明迷走神经的兴奋程度低，副交感神经不太活跃，人就不容易进入放松状态。

18　打理好身体
这栋"房屋"的"家务工具"

　　如果迷走神经张力升高，大脑和内脏之间的配合会随之更协调，进而身心的健康水平也会提高。那么我们该如何有效地提高迷走神经张力呢？答案就是呼吸的习惯、优质睡眠的习惯、营养充足的饮食习惯这三个不可或缺的关键要素。

为什么唱歌时会感到舒适

　　迷走神经始于人脑内的延髓，它们部分分布在眼睛、耳朵、喉咙的附近。

大家平时因紧张、焦虑或不安而心情烦躁时，是不是用冷水洗洗脸就会感到稍微平静一些呢？或者当我们大声说话、哼歌、唱卡拉 OK、和朋友聊天、听动听的音乐时，心情是不是也感到比较放松呢？这些感觉并非你的错觉，这是因为洗脸时冷水会刺激包括眼睛在内的面部器官，发出声音要用喉咙，动听的音乐会进入耳朵。也就是说，**这些行为会提高分布在眼睛、喉咙、耳朵附近的迷走神经的兴奋度，**让副交感神经占据主导地位，让人的心情平复，让精神放松（见图 2-15）。

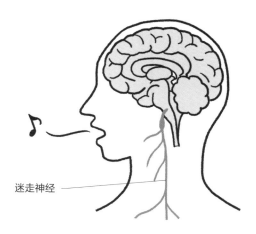

迷走神经

图 2-15　提高迷走神经张力的方法

唱歌、听音乐、洗脸等能刺激眼睛、喉咙、耳朵的行为，能激活迷走神经，从而使人心情舒缓、精神放松。

如果大家经常观看美国职业棒球大联盟的比赛直播，就会发现总有球员在赛场上嚼口香糖。**嚼口香糖是提高迷走神经张力的有效方法之一**。斯坦福大学棒球队的运动员们也表示，在击球员准备区等待上场时，嚼口香糖可以让他们冷静下来。当击球员站在准备区时，需要全神贯注地观察对方的投手，并练习挥棒，通常不需要运动嘴巴。但只要站上击球区等待投手投球时，他们就会用动嘴咀嚼的方式帮助自己冷静下来。

电视前的观众看到球员在动嘴咀嚼，可能会认为"球员在比赛时嚼口香糖，真没教养"，但实际上，他们只是在运用技巧让自己冷静下来，从而在赛场上发挥出最佳水平。

保持健康的三大条件

想要激活迷走神经，还有比冷水洗脸、发出声音、听动听的音乐更有效的方法。我先来介绍第一种——呼吸。**呼吸与自主神经活动的关联性很强，特别的呼吸法能让副交感神经更好地工作。**此外，呼吸习惯还影响着我们的睡眠等日常习惯，反过来，睡眠和饮食等日常生活习惯也能对迷走神经张力产生很大影响。

用特别的呼吸法提高迷走神经张力后，心率会以大脑为中介，与我们的呼吸节律产生共鸣，从而令状态逐渐缓和下来，同时带来血管扩张、血压降低、压力反应和炎症反应减轻、疼痛减轻、睡眠质量提升、消化吸收功能改善、免疫力增强等效果。这是由于**迷走神经在大脑和内脏之间进行双向信息传递，其张力的提高能够让大脑和心脏的信息交换更加顺畅。**这样一来，使身心紧张兴奋的多巴胺、去甲肾上腺素和皮质醇的分泌也得到了抑制，能缓和、镇静身心的血清素类激素的分泌则受到促进。

在英语中，有时人体会被比作"房屋"，而有意采用一定方法维持身体健康的行为则被称作"打理家务"。打理家务时，我们会使用吸尘器、抹布、清洁剂、抛光蜡等各种家务工具。同理，在打理身体这座房屋的家务时，我们也有许多种工具可以选择。

接下来我会将打理身体的家务工具分为呼吸、睡眠、饮食三大类进行介绍，从而帮助你养成能提高迷走神经张力的生活习惯，让副交感神经在充满压力的环境下也可以活跃起来。

我想再次提醒大家，心率变异性的数值可以反映迷走神经张力的高低。如果你发现自己的心率变异性数值高于基准值的次数增多，基准值也随之提升了，这表明你的日常生活习惯改善有了成效，迷走神经张力提高了，副交感神经变得更加活跃了，这是不错的改变。

与医生建立信赖很重要

作为斯坦福大学运动员的日常健康管理者，我在工作中与专科医生合作，从而积累了不少临床经验，并与脑科学学者合作进行研究，得到了不少结果，我基于这些临床经验、研究结果以及自己在实践中的心得，总结出了一套方法，即你正在阅读的本书。

但由于我无法直接观察每个人的身体状况，因此，与就诊时的医生之间的信赖关系就尤为重要。遵循医生的建议，同时再学习新的呼吸法，就能更有效地保持健康。

例如，慢性高血压患者需要重新审视自己的生活习惯，控制盐分的摄入，保证充足的睡眠。与此同时，血压上升时，名为压力感受器[1]的传感器就会开始工作，试图抑制血压。而压力感受器的工作也与迷走神经有关。

---

[1] 一种内感受器，可以感受神经末梢的血液压力。——编者注

　　总之，呼吸法不会对我们的健康造成负面影响，因此我建议大家在饮食和生活习惯方面先接受医生的专业指导，同时每天进行能够提高迷走神经张力的呼吸法练习，从而让自己更健康。

19　呼气到底
究竟有多重要?

　　现代人生活压力较大，这会让很多人只顾着吸气而忘记呼气。我想教大家的呼吸法的要点就是只顾吸气还不够，要同时做好呼气动作才能有效提高迷走神经张力，让身心镇静下来。

呼吸过于匆忙的现代人

呼吸法的本质是呼气到底。

　　前文提到，我们吸气时交感神经会占据主导地位，呼气时副交感神经会占据主导地位，这种交替会导致呼吸性窦性心律不齐的现象，这种现象是引起心率波动的原因之一。

其实，就算吸气时心率略有上升，只要呼气时呼到底，心率就能回落至原本水平，呼吸循环也就完成了。但是，由于我们暴露在大量压力诱因中，总是被迫处于紧张状态，交感神经往往更加活跃，呼吸也就容易变得短促（见图 2-16）。

习惯了这样呼气少、吸气多的短促呼吸，很多人就不自觉地忽视了要呼气到底。也就是说，**生活在现代社会中的人们在不知不觉中，减少了副交感神经占据主导地位的机会。**

现代社会节奏极快、竞争激烈，人们常说"忙得连喘气的时间都没有"，确实十分贴切。这个比喻其实就是在说忙碌的人总是一味吸气，呼气却过于匆忙，吸气时因交感神经占据主导地位而加快的心跳无法及时得到舒缓，仿佛忙得连平复心跳的时间都没有。

如果就这样不改变呼吸习惯，副交感神经就难以派上用场。因此，我们需要有意识地养成对身体有益的呼吸习惯。

希望这种可以提高迷走神经张力，也就是可以刺激副交感神经的呼吸法能成为大家的新习惯。

不安的状态		放松的状态
·人际关系的压力 ·竞争的压力 ·工作的压力 ·信息过剩的压力		
一直进行浅 而快地吸气	呼吸	深而缓地吸气
交感神经 占据主导地位	自主神经	副交感神经 占据主导地位

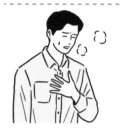 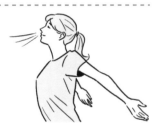

图 2-16　两种状态下的呼吸

20　二氧化碳并不是
　　　"呼吸的垃圾"

人们通常认为二氧化碳无用、有害、是垃圾，但实际上，二氧化碳是向体内细胞供氧过程中不可或缺的物质。采取正确的呼吸法能够防止二氧化碳不足及其导致的缺氧。

二氧化碳不足会导致缺氧

前文已提到，在能够有效激活副交感神经和迷走神经的呼吸法中，呼气要比吸气更加重要。但除此之外，需要重视呼气的另外一个原因，就是它能防止我们体内二氧化碳的不足。

说到二氧化碳，可能很多人都觉得它对人体没什么益处。许多人认为在呼吸过程中，肺部摄取氧气之后，就应将二氧化碳彻底排出体外。

但实际上，二氧化碳在我们的体内发挥着非常重要的作用。**如果没有足量二氧化碳的帮助，我们体内的细胞就无法顺利地吸收氧气。**

具体来说，当我们吸入的空气中的氧气在肺部被提取出来后，会先与血液中红细胞的血红蛋白结合，然后通过血液循环被供给至全身。

但是，如果负责运送氧气的血红蛋白与氧气结合得过于紧密，细胞利用氧气的效率就会大大降低。

为了避免出现这种状况，红细胞在血液中运输时就还需要携带二氧化碳。严格来说，红细胞携带的其实是另一种形态的二氧化碳，但在此处不做具体说明。

此外，体内二氧化碳浓度增加可以降低红细胞中的酸碱度。当酸碱度降低后，血红蛋白的氧亲和力下降，于是更容易和氧气分离，细胞也就能摄取更多氧气。这就是"**波尔效应**"，如图 2-17 所示。

上文所述的知识可能有些难。你只需要知道，二氧化碳绝非必须被彻底呼出去的垃圾，它是维持红细胞正常功能的必需物质，在细胞呼吸和活动中发挥着无可替代的作用，在人体吸收氧气的过程中也非常重要就够了。

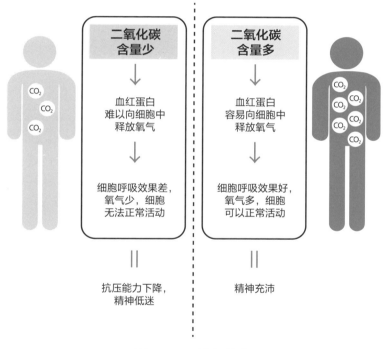

图 2-17　波尔效应

"吸气越多越好"是误解

我们下意识的呼吸习惯会更倾向于高频度、多吸气的习惯。但是，要想提高迷走神经张力并防止二氧化碳缺乏，更应养成低频度、多呼气的呼吸习惯。

很多人认为，呼吸就是为了吸入氧气以维持生命活动，所以吸入的空气越多越好，甚至许多人认为吸入大量空气就等于深呼吸，是对身体有好处的。

但实际上，吸气过多会导致呼吸困难，让人感到头晕目眩。人陷入极度紧张状态时出现的过度通气综合征就是典型例子。

过度通气综合征是由于交感神经过于兴奋，导致了呼吸频率过高。在这种状态下，体内的氧气吸入增多，同时二氧化碳因不断被排出而浓度过低，因此血液携氧饱和且细胞摄取氧气的效率降低，从而导致了呼吸困难、头昏目眩。

有一种曾经十分普及，如今基本已经废弃的治疗方法，就是用塑料袋罩住患者的口鼻，让患者将自己呼出的二氧化碳重新吸入体内。这种方法缓解了因呼吸过度引起的体内二氧化碳不足，因此十分有效。

多进行每分钟少于 6 次的呼吸

人一旦感到紧张，交感神经就会占据主导地位，心跳也随之加快，呼吸的频率随之提高。但这时身体吸收氧气的能力反而会降低。

呼吸的频度越高，身体就来不及让氧气随着血液中的红细胞从肺部循环至全身，并最后被组织细胞吸收利用，也就是经历代谢的过程。因此，呼吸越缓和，氧气被身体利用的效率才越高。

目前，已经有实验证明，降低呼吸频率能明显提高氧代谢效率。还有实验指出，降低呼吸频率能提升人的认知能力，减轻抑郁症状，提升对心理创伤的耐受度。我们知道，**大脑活动需要消耗大量氧气，因此通过降低呼吸频率提升吸收氧气的效率，自然也就能提升大脑机能**。

不同呼吸频度下的氧代谢效率

- 1 分钟呼吸 20 次：氧代谢效率为 50%
- 1 分钟呼吸 12 次：氧代谢效率为 75%
- 1 分钟呼吸 6 次：氧代谢效率为 85%

21 为什么说应该
用鼻吸气?

嘴是人体为进食而发育出的器官，其实并不适合用来呼吸，而鼻则是天生为呼吸而生的器官。用鼻呼吸能有效防止空气中的尘埃、细菌和病毒进入人体，还可以制造出一种重要物质，即氧气和二氧化碳在肺部进行气体交换时必需的一氧化氮。

鼻呼吸与嘴呼吸的区别

关于呼吸应该用嘴还是用鼻这个问题，答案无疑是应该用鼻。嘴的主要功能是进食，而鼻才是为呼吸而生的器官。

鼻腔是鼻子的内部空间，鼻腔内覆盖着黏膜，鼻前庭部位还有鼻毛，所以可供空气通过的通道就较狭窄。假设嘴吸入的空气量为 100，那么鼻吸入的空气量则为 50 左右。鼻的这种构造，**能过滤空气中的细小尘埃，并防止部分细菌和病毒进入人体，这是鼻呼吸的第一个重要功能。**

嘴呼吸的问题是供空气通过的通道过宽，而且没有诸如鼻毛之类的过滤机制，所以空气中的尘埃、细菌和病毒会被一同吸入体内，就像座头鲸将浮游生物、小鱼连同大量海水一同吞入肚中一样。

鼻呼吸还有另一个重要的功能。当人用鼻呼吸时，比鼻腔位置更深的鼻旁窦黏膜会合成一氧化氮。从鼻子吸入的空气会被送往肺内支气管末端的大量肺泡中，并在其中进行氧气和二氧化碳的交换。使肺泡扩张的一氧化氮在气体交换时必不可少。也就是说，**用鼻呼吸时可以将制造氧气的"材料"和"工具"，即空气和一氧化氮，一起送至肺部。**

有实验数据表明，鼻呼吸制造的一氧化氮量是嘴呼吸的 6 倍，每一次鼻呼吸肺部吸收的氧气量比嘴呼吸多 10% ～ 15%。因此，同样是吸入空气，用鼻呼吸和用嘴呼吸的质量有着显著区别，如图 2-18 所示。

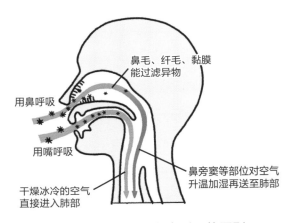

鼻毛、纤毛、黏膜
能过滤异物

用鼻呼吸

用嘴呼吸

鼻旁窦等部位对空气
升温加湿再送至肺部

干燥冰冷的空气
直接进入肺部

图 2-18　嘴呼吸和鼻呼吸的区别

只用嘴呼吸会有怎样的后果

关于鼻呼吸和嘴呼吸，还有一个有趣的实验。美国加利福尼亚州一位名叫詹姆斯·内斯特（James Nestor）的健康领域媒体人参加了斯坦福大学一项关于呼吸的实验。实验要求他用硅胶把自己的鼻子塞住并生活 10 天。10 天后，他的心率变异性变得低下，血压升高，甚至还出现了脑雾，即一种头脑模糊、无法集中注意力的症状。

22　腹部用力，4 秒吸气，6 秒全部呼出

IAP 呼吸法[1]能提高迷走神经张力。这种呼吸法既不用花钱也不需要额外工具，只要我们每天做一次，每次 5 分钟，就能非常有效地提高迷走神经的张力，让副交感神经适当地占据主导地位，令身心镇静。

IAP 呼吸法的两个要点

前面已经介绍了与呼吸相关的基础知识，接下来我将介绍斯

---

[1] 也称腹压呼吸法。IAP 为 Intra abdominal pressure 的缩写，直译为腹腔内部压力。——编者注

坦福大学提倡使用的一种可以有效提高迷走神经张力的 IAP 呼吸法，并介绍其具体操作方法（见图 2-19）。

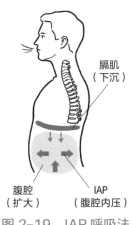

膈肌
（下沉）

腹腔
（扩大）

IAP
（腹腔内压）

图 2-19　IAP 呼吸法

IAP 呼吸法的诀窍有如下两点：

第一点，要用鼻子吸气，注意要让肚子像气球一样鼓起来。吸气过程中，胸口会自然向上挺起。吸气大约需坚持 4 秒。

第二点，呼气时要自然而缓慢，一边腹部用力一边呼出。呼气过程中，腹部会有些许收缩，原本张开的肋骨会朝腹部内侧闭合。呼气要坚持大约 6 秒。希望大家注意的是，记得要在肚子鼓起（向腹部施压）的状态下呼气。

呼气时可以用嘴，但为了更好地控制速度，还是建议用鼻子呼气。之所以规定吸气 4 秒、呼气 6 秒，是为了督促练习的人认真练习呼气。现代人的呼吸习惯倾向于吸气过多，因此规定一个长于吸气秒数的呼气时间会更好。

提升呼吸法效果的诀窍

IAP 呼吸法既不用花钱也不需要工具，只要每天 1 次、每次 5 分钟，就能非常有效地提高迷走神经张力，具体步骤如图 2-20 所示。

此呼吸法随时可用，在此建议在长时间开会后、一天工作结束后或是入睡前尝试，它可以帮助我们将压力暂时清零，获得努力工作的动力并提高睡眠质量。

每次呼吸的持续秒数可以根据自身的心率变异性进行调整。当交感神经过度占据主导地位，心率变异性的数值低于基准值时，或是压力很大的时候，你可能很难坚持吸气 4 秒。这是因为此时我们的膈肌处于高度紧张的状态，呼吸变得更短促，无法缓慢呼吸。

也正因为如此，**在拥挤的早高峰地铁上感到心情烦闷，或是**

因为家务心情烦躁的时候，只需要有意识地将呼气时间拉长就可以缓解了。

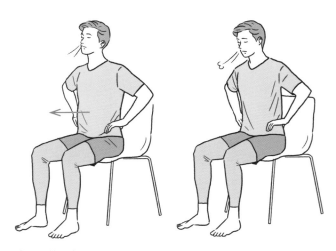

①坐在椅子上。
②花 4 ~ 5 秒时间，用鼻子缓慢吸气，注意要鼓起肚子。
③保持腹压，肋骨向下用力，花 5 ~ 6 秒时间用鼻子缓慢呼气。
④重复②③。保证每天进行一次。

图 2-20　IAP 呼吸法的步骤

当然，在压力没有那么大的时候，你也可以用 5 秒吸气、5 秒呼气的频率来呼吸。

另外，如果不知道"肋骨向下用力"这一步怎么做，可以尝试用墙壁作为辅助，双手撑着墙壁使用呼吸法，就能掌握将肋骨下部向下拉的感觉了，具体方法如图 2-21 所示。

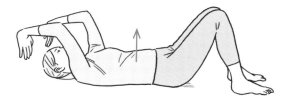

①头顶朝向墙壁，仰面躺下。
②双手上举，撑住墙壁，调整身体位置，使手肘几乎呈直角。

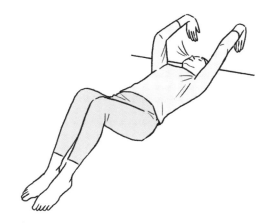

③花4～5秒，用鼻子缓慢吸气，鼓起肚子。
④保持腹压，双手轻推墙壁，同时用鼻子缓慢呼气5～6秒。
⑤双手暂停用力，保持肚子鼓起的状态，用鼻子吸气4～5秒。然后双手用力推墙壁，用鼻子缓慢呼气5～6秒。重复多次。每天花2分钟进行1次。

图 2-21 感受"肋骨向下用力"的方法

23　过度努力的人为什么
容易一蹶不振？

完美主义者往往容易忽视身体发出的信号，把自己逼得太紧。但是，如果长时间过度努力，休息不够，身体的压力应对系统就会超负荷工作，身体也会出现反应，失眠、乏力、嗜睡等问题会一齐袭来。

完美主义者千万要当心

过度努力会导致交感神经总是占据主导地位。如果长期如此，身体的压力应对系统就会超负荷工作，导致身心同时出现反应。

　　我负责管理斯坦福大学游泳队的健康状况，有不少运动员就是这样，他们试图同时将学业和训练做到完美，却最终一蹶不振。

　　他们履行着学生的本职，认真听每一堂课；下课后不休息就直奔泳池进行高强度训练；训练结束后，随便应付一下晚饭就回到宿舍，然后写论文一直写到深夜。而且体育运动员往往会因为担心比赛成绩而无意间训练过度，比如在晚饭后又去骑一小时单车，为了多出汗而用很热的水洗澡，运动之后又在深夜吃东西……

　　这样做的结果就是，他们每天只能睡四五个小时，而且因为状态不佳，夜晚难以入睡，实际睡眠时间会更短，身心得不到休息。

　　越是认真的运动员，就越想在学业和训练方面都做到完美，也就越容易努力过度。经测量发现，入睡困难的运动员体内皮质醇含量相当高，因为他们的身体为了对抗各种压力会大量分泌皮质醇。

　　就算我苦口婆心地劝他们好好休息，这类运动员也只是表面上答应，私下对自己要求依旧严格。这种过度努力的后果如图2-22所示。

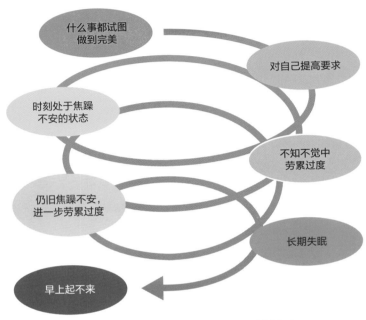

图 2-22　过度努力导致的恶性循环

从失眠到倦怠无力

过度勉强自己会对身体产生很多负面影响，**首先会表现为失眠**。这是因为皮质醇含量持续过高，抑制了褪黑素的分泌，从而导致难以入睡。

在失眠阶段之后，接下来的表现就是异常的倦怠无力。有些运动员直到出现这种症状，才会认真地来找我咨询，说自己"晚上睡不着，就算睡着，每隔一两个小时就会醒一次""早上感觉身体很沉重，连起床都很困难"。

对这种情况，我会采取如下措施。首先，彻底审视这位运动员的生活习惯，为其量身定制一个包括学习、训练、饮食、每日日程等各方面事务的改善计划。虽然计划的其他细节因人而异，但我会首先指导他们进行呼吸练习，并向他们强调呼吸练习的重要性。

对于长期处于紧张状态的运动员来说，最重要的是改变自己的呼吸习惯，要利用呼吸练习让他们的副交感神经恢复正常工作，使紧张状态得到缓解。

他们一直处于压力状态下，交感神经过于活跃，往往吸气过多。在这种状态下，膈肌无法放松，人也就无法平缓地呼气。膈肌的紧张还会导致大脑也陷入紧张，进一步加剧身心紧张。我会在下一节中介绍膈肌与大脑的关系。

进行呼气到底的练习是缓解这种状态的最有效方法。我负责指导的好几位游泳运动员都用这种方法奠定了生活习惯改善的基础，使后续计划的效果更加显著，在短时间内就恢复到了正常状态。

斯坦福大学的呼吸习惯指导

　　近年来，斯坦福大学的多个组织正在合作进行一项研究，课题是"用什么样的呼吸节奏能使压力导致的呼吸频率异常更快恢复到正常状态"。实验虽然仍处于初期阶段，但已经收集到了很多数据。数据表明，只需要反复进行 2 ～ 4 次连续吸气两次再一口气呼出的呼吸节奏，就能让呼吸平复下来。

　　基于实验数据，我是这样指导学生的：

- ▶ 在用冥想等方法休息身心时，可以以吸气 5 秒，呼气 5 秒的节奏呼吸。
- ▶ 呼吸是生活的一部分，因此在日常生活中也要有意识地使用吸气 5 秒，呼气 5 秒的呼吸节奏。
- ▶ 感到有压力时，使用吸气 4 秒，呼气 6 秒的节奏，持续 2 分钟。
- ▶ 当压力比平时更大或者极度紧张时，使用吸气两次，一口气呼出的呼吸节奏，重复 2 ～ 3 次。

24　紧张了？请来一次
生理性叹气

膈神经控制着与呼吸相关的膈肌，还能直接与大脑进行信息交换。用呼吸刺激膈神经，使之将信息直接传导至大脑，就能轻松缓解神经的紧张。

与呼吸密切相关的膈神经

除之前介绍过的迷走神经之外，还有一种与呼吸密切相关的神经，那就是膈神经，即控制膈肌的神经（见图 2-23）。

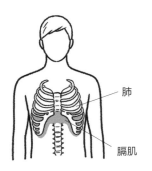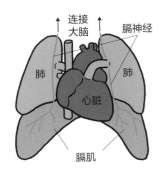

图 2-23　膈肌与隔神经

　　膈肌是位于肺下方的膜状肌肉。吸气时，膈肌会收缩，扩大胸腔容积，降低胸内压力，让空气进入肺中；呼气时，膈肌会向上挤，气体因弹性回缩，与胸腔内膜组织和腹肌共同作用，将空气从肺中挤出。

　　由于膈肌会配合着呼吸而运动，所以也被称为"呼吸肌"。但膈肌之所以重要，并不只是因为它能辅助呼吸，更重要的原因是，**膈肌能将身体的状态通过膈神经直接传递给大脑。**

　　膈神经将膈肌的状态直接传递给大脑，并接收反馈信号，它可以及时对膈肌的运动进行调整。

　　比如，当我们全速奔跑时呼吸急促，膈肌自然也会随呼吸快速地上下运动，感受到这一情况的膈神经便会向大脑传递身体正在运动的信号；反之，当我们呼吸平缓时，膈神经就会向大脑传递身体很平静的信号。

如前文所说，一个人如果连续多日压力较大，呼吸就会变得较为短促，膈肌的运动也会相应变快。于是，膈神经会将"膈肌的运动变快了"的信号传递给大脑，大脑收到信号后判断你此时压力较大，便会命令身体分泌皮质醇、肾上腺素、去甲肾上腺素等抗压物质。

麻烦的是，大脑无法确切分辨压力是来自于自己还是外界，是正面动力还是负面压力。它将所有压力混为一谈。因此，当呼吸频率提高，膈肌运动变快，大脑收到膈神经传递来的这些信号后，就会将其统一视为压力。

但也如前文所说，如果负面压力造成的呼吸短促状态持续时间太长，皮质醇和肾上腺素等物质就会因超负荷而停止分泌，人体就无法有效对抗压力了。

如何迅速冷静下来

斯坦福大学近年来一直在进行针对呼吸的研究，研究员们发现了一种被称为"生理性叹气"的现象。

- 孩童在强忍哭泣或想要止住哭泣时，会使用"吸气两次，一口气呼出"的呼吸节奏。
- 处于压力状态下的成年人，睡眠时的呼吸节奏也会变成"吸气两次，一口气呼出"。

也就是说，如果你因为紧张等原因引发了呼吸急促，那么可以主动使用生理性叹气的方法，它能帮你迅速平复呼吸、平静心情。

当你在发表演讲之前感到心情紧张，或者因为原因不明的焦虑而效率低下时，可以吃吃东西、用冷水洗洗脸、哼哼歌或和人聊聊天，这样做能够刺激迷走神经，激活副交感神经，使自己冷静。

如果你没有做以上事情的时间，也可以试试刺激膈神经的方法。具体步骤是：刻意缓慢地吸气两次，呼气一次，重复"吸、吸、呼"的过程两到三次，就能通过膈神经让心跳和呼吸迅速产生共鸣，平复呼吸，缓解不安的心情。

人都有因感情波动而心不在焉，或因过度紧张而慌张失措**这类状态不佳的时候，我们可以通过调整膈肌的运动，让大脑恢复正常状态，从而平复心情。**

膈神经作用起效更快

现在我们已知道，迷走神经控制着副交感神经，提高迷走神经张力，就能让副交感神经占据主导地位。但是，前文所述提高迷走神经张力的方法，例如每天进行呼吸锻练、保证充足的睡眠、健康饮食等，都需要日复一日坚持去做以养成良好的习惯，这意味着这些方法往往无法立竿见影地起效，也难以精准而迅速地平复心情。

与之相比，膈神经的作用更直接、起效更快，能快速平复呼吸和心情。因此你可以将这两种方法相结合使用，**想在日常生活中缓解慢性压力就提升迷走神经张力，想迅速缓解紧张就刺激膈神经。**

25   睡觉时脑内
　　　都在发生些什么?

人为什么要睡觉? 睡觉的目的不仅仅是让身心得到休息。在睡眠期间，脑内的突触还会对神经回路进行调整、强化和新增。正因为有了睡眠，我们才能学会新知识、产生新创意、掌握新技能。

在睡眠中巩固新知识

为第二天的工作生活养精蓄锐当然是睡眠的重要功能之一，但除此之外，睡眠还有其他十分重大的作用。

白天，我们要在工作中出谋划策、学习新的知识和技能，大脑会持续处于活跃状态。**但大脑在白天进行的这些活动，会在休息时得到调整或巩固。**

在睡眠期间，神经冲动和化学递质会不断地在脑内突触之间传递，现有的神经回路不断得到调整、强化，全新的神经回路也得以建立。

这一过程有时被称为"一起点火，一起连接"[①]。就像钢铁加工厂里钢铁焊接点处的火花四溅一样，睡眠期间脑内的突触也在噼里啪啦地释放着火花，对神经回路进行调整、强化和新增（见图 2-24）。

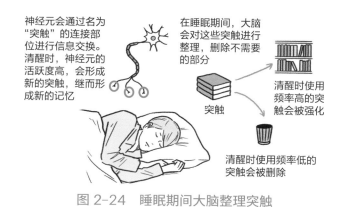

神经元会通过名为"突触"的连接部位进行信息交换。清醒时，神经元的活跃度高，会形成新的突触，继而形成新的记忆

在睡眠期间，大脑会对这些突触进行整理，删除不需要的部分

突触

清醒时使用频率高的突触会被强化

清醒时使用频率低的突触会被删除

图 2-24　睡眠期间大脑整理突触

① 英文写作 fire together，wire together，是神经科学领域广为流传的一句话，指的是神经元之间互相放电，才会使彼此之间建立联系。——译者注

因此，如果没有充足的睡眠，我们不仅休息不足，还会失去构建想法、执行计划的能力，无法学习到新的知识和技能。

奇妙的次昼夜节律

大脑会在休息时巩固学习到的新知识。因此，睡眠不足会阻碍人的成长，降低创造力和工作效率。

在此，我需要先说明一下次昼夜节律。

不知道你是否听说过昼夜节律这个词？昼夜节律是指以 24 小时为周期的一种生理活动规律。人类的昼夜节律周期约为 25 小时，但会在阳光等外界因素的刺激下调整为 24 小时。

早上苏醒，白天活动，晚上睡觉，早上再次苏醒……人类就活在这样的循环中。

而**次昼夜节律是以 90 ～ 100 分钟为周期的生命活动规律**，其代表就是睡眠时的生理规律。我们在刚入睡时，睡眠会迅速加深，之后则会以 90 ～ 100 分钟为间隔，交替进行快速眼动睡眠（浅层睡眠）和非快速眼动睡眠（深层睡眠）。随着时间接近早晨，非快速眼动睡眠的深度会逐渐变浅，快速眼动睡眠的时间会逐渐变长，如图 2-25 所示。

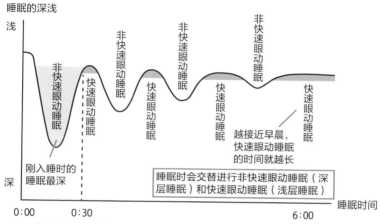

快速眼动睡眠和非快速眼动睡眠每隔大约 90 分钟会交替一次，所以睡眠时长最好是 90 分钟的整倍数。

图 2-25　睡眠中的次昼夜节律

　　而"一起点火，一起连接"的过程发生在浅层睡眠期间。这意味着**睡眠时间太短的人，脑内突触"一起点火"的时间也太短，巩固白天新学习的内容的时间就减少了。**

　　经常睡眠不足的人尤其需要调整自己的生活习惯，保证每晚6.5 ～ 7.5 小时的充足睡眠时间。

　　工作、学习、体育训练的时间也是同理。只要是在专注做一件事的时候，都会处在次昼夜节律的周期内。

有时运动员在训练中尝试多次都无法成功的动作，休息
15 ~ 20 分钟之后再来做就能成功，这种神奇的现象会出现，就
是因为神经回路在休息时得到了调整、强化或新增的缘故。

因此，休息时最重要的就是安静而专注地让大脑休息，这是
提高白天行为能力的方法之一，我将在本书下面的部分进行详细
讲解。

> ## 睡眠不足会长胖吗
>
> 经常性的睡眠不足会增加人长胖的可能性。很多
> 人可能会认为，睡眠时间短、清醒时间长，那么日常
> 活动量就多、消耗就大，应该会瘦才对。确实，睡眠
> 不足会消耗更多的能量，但也会使人体对能量的渴望
> 增强。
>
> 也就是说，一个人醒着的时间越长，就会越想吃东
> 西，而且会更倾向于摄取甜食和碳水化合物。这是因为
> 睡眠时间越短，大脑就越会觉得身体将缺乏能量，从而
> 促使人摄取能快速转化为能量的糖类。

　　如果多摄取的能量与增加的消耗量持平或许不会有问题，但大多数人都只会过多摄取食物。所以结果就是，睡眠不足会导致人摄取的能量过多，从而升高长胖的风险。

26 睡眠不足的大脑
会产生什么障碍?

人体会在睡着时对神经回路进行调整、强化和新增，那么睡眠不足的危害也就不言自明。实际上，有实验数据显示，长期睡眠不足的大脑就像脑震荡后的大脑一样，可能产生功能障碍。

睡眠不足的危害堪比脑震荡

睡眠不足的大脑中，视觉系统与大脑的交流可能会发生障碍。具体表现是**无法正确判断眼前物体的运动速度和位置。**

请你想象一下，由虚拟现实工具模拟一场这样的棒球比赛：这场比赛将分别由"遭受过脑震荡的击球员"和"睡眠不足的击球员"击打投手投出的球。实验结果显示，脑震荡击球员可能会因为抓不准时机而击打不到球，而睡眠不足的击球员可能会因为无法准确判断上下位置关系而击打不到球。

这个实验结果表明，**睡眠不足的大脑无法很好地与视觉系统进行交流，即处于无法正确处理视觉信息的状态。**

我们可以通过图 2-26 来了解这项测试。让被试者佩戴虚拟现实装置，用眼睛追踪不停旋转移动的小黑点。通过追踪的准确度来评估大脑的功能。

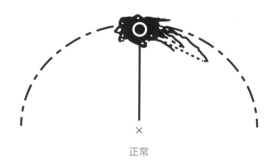

正常

正常的大脑不会产生偏差，焦点集中在中心的黑色部分
附近，视线密度很高。

（a）

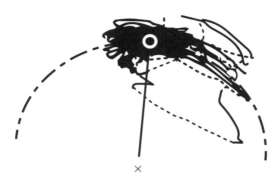

遭遇了脑震荡的大脑

焦点在横向有较大偏差。眼睛跟不上在虚拟现实装置中移动的黑点的速度，因此横向的线较长。

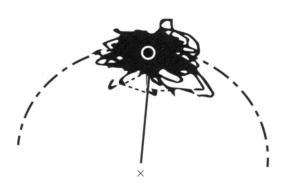

睡眠不足的大脑

与遭遇脑震荡的大脑相比，焦点都集中在中央附近，说明能追踪黑点。但上下方向的线较长，说明追踪上下移动位置时出错较多。

（b）

图 2-26　大脑处理视觉信息测试

27 是什么在控制
我们的睡眠？

优质的睡眠是健康的关键。人为什么到了晚上就会想睡觉，到了早晨就会苏醒呢？这与神经递质与激素的协作有关。如果能顺应这些机制形成规律的睡眠周期，我们就能拥有优质睡眠，进而拥有健康的身体。

调控睡眠的物质

自主神经调控着我们的身体，是先天就存在于体内的全自动工作系统，自主神经从大脑延伸出来，向各内脏和器官发送指令，命令它们分泌神经递质和激素。

人在这些物质的协同作用下，就能够按自己的需要，时而精力充沛，时而昏昏欲睡，时而情绪高涨，时而心情平静。自主神经就是这样控制着人各方面的生理、行动与情绪。

其中，白天保持精神、夜晚享受酣眠的关键物质是皮质醇、血清素和褪黑素。

一般来说，人体在早晨分泌的血清素和皮质醇较多，到了中午时分，皮质醇的分泌量会达到峰值。皮质醇是对抗压力的激素，它会根据人体感受到的压力情况来增加或减少分泌。但总的来说，从傍晚到夜间，皮质醇的分泌量会越来越低；与此相反，如同此消彼长一般，由松果体分泌的褪黑素则会越来越多。

褪黑素的分泌受光线影响。白天光线较强时，褪黑素的分泌会受到抑制，到了光线减弱的傍晚，其分泌量开始逐渐上升，在一片漆黑的夜晚达到峰值。而随着早晨的临近，太阳升起，褪黑素的分泌量逐渐降低，取而代之血清素和皮质醇则分泌量增加，于是我们便会醒来（见图 2-27）。

之所以会形成这种分泌规律，是因为阳光等外界因素刺激着人的感官，让大脑意识到早晨将至。

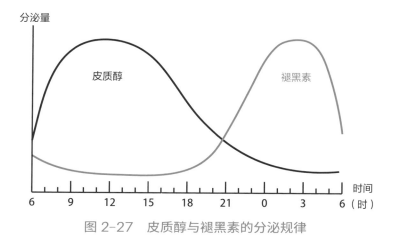

图 2-27 皮质醇与褪黑素的分泌规律

我们的活动和睡眠就如上文所说，被这些体内物质日夜交替分泌的变化控制着。实际上，这一过程还有许多其他物质的参与，但粗略地说，**早上，人会在血清素和皮质醇的作用下醒来，白天也因此有精神，晚上又在褪黑素的作用下入睡。**

28　什么能帮助我们舒适地
　　入睡和苏醒？

在上一章，我们了解了控制人入睡与苏醒的物质，它们的分泌时间与分泌量很大程度上受到人为因素影响。如果一个人早上迟迟不起床，晚上又开着灯熬夜到很晚，破坏了入睡和苏醒的节律，那么就会损害身体健康。

重新审视生活方式

血清素、皮质醇、褪黑素的分泌并不总是稳定的，**这些物质的分泌很容易受到我们行为的影响。**

如果我们早晨做出阻碍皮质醇和血清素分泌的行为，或是晚上做出促进皮质醇分泌的行为，都会产生相应的后果。皮质醇是对抗压力的激素，通常来说晚上的分泌量会减少，但即使时间已过傍晚，只要人感受到压力依然会分泌皮质醇。

每个人的生活方式各不相同。例如，有些人早晨会按时起床，但不喜欢拉开窗帘，总在看不见朝阳的情况下洗漱、出门，之后整个白天又都在室内光照下工作。晚上下班很晚，一路上街道灯火通明。回家后继续待在明亮的室内灯光下，而且睡前还在吃东西、喝酒，甚至躺在床上还看着发出强光的手机或平板。工作日如此，到了休息日又会埋头睡懒觉，错过沐浴朝阳的机会……

这样的生活方式，往往会导致血清素、皮质醇和褪黑素的分泌彻底紊乱，身体随时都可能出问题。

晚上入睡困难、失眠或是早上起不来，都可能是因为皮质醇和褪黑素的分泌时间颠倒了。

那么该怎么办呢？要调整这种状态，就需要我们学习相关知识，改变生活方式，让这些物质的分泌规律恢复正常。

请大家参考以下几条建议，重新审视自己的生活方式。

- 不健康的行为：晚上剧烈运动、暴饮暴食、用过热（42℃以上）的水泡澡。
  - ▷ 原因1：晚上本应处于较低水平的皮质醇分泌量升高，阻碍褪黑素分泌，导致入睡困难。
- 不健康的行为：处于电脑屏幕光和灯光等明亮的室内光线包围下直至深夜。
  - ▷ 原因1：褪黑素的分泌需要"黑暗"。
  - ▷ 原因2：明亮的光线会阻碍褪黑素分泌，导致入睡困难。
- 不健康的行为：早晨迟迟不起床。
  - ▷ 原因1：沐浴朝阳能促进血清素和皮质醇的分泌。
  - ▷ 原因2：血清素是合成褪黑素的材料，沐浴朝阳15～17分钟后，褪黑素就会开始分泌，并持续至睡前。
  - ▷ 原因3：长期过着不沐浴朝阳的生活，会导致入睡困难和睡眠变浅。
- 不健康的行为：在卧室拉上遮光窗帘。
  - ▷ 原因1：早晨的苏醒需要光的刺激。
  - ▷ 原因2：到了早晨室内依然昏暗，会阻碍从睡眠中苏醒。

29　理想的一日
　　 从何开始?

　　早晨 6 点起床，吃些早餐，然后趁着太阳还悬在东方天空时，沐浴着阳光散步 10 分钟。如此一来，就能精力充沛地迎接充满挑战和压力的一天。

早起为何重要

　　为了改善不良状态，保持健康，需要我们改变自己的行为习惯，顺应体内物质分泌的自然规律。前文已经大致说明了什么是正确的行为，因此理想的一天日程应是如下这样:

　　不论是工作日还是休息日，早上最好在 6 点半之前起床，然后吃些早餐。早起可以让人沐浴到能促进血清素和皮质醇分泌的清晨阳光。然后要趁着太阳尚未完全升起，还悬在东方天边时沐浴阳光。华盛顿大学的一项研究表明，混合靛青色和黄色的太阳光可以使血清素和皮质醇这类激活一天状态的体内物质发挥最佳效果，而这样的太阳光出现在早晨 6 点到 6 点半左右，即天空刚刚泛白、太阳刚升出地平线时。当然，具体时间在不同的季节有所不同。

让身心更健康的清晨流程

▶ 6 点到 6 点半起床，打开窗户，沐浴朝阳，吃早餐。

　　▷ 促进皮质醇的分泌。

　　▷ 为一天的活动补充能量。

　　▷ 唤醒内脏。

　　▷ 控制血糖值。

　　▷ 促进血清素的分泌。

▶ 9 点之前到室外散步约 10 分钟。

　　▷ 提高血清素的分泌量。

养成吃早餐的习惯

有种观点认为不吃早餐更健康，但我认为还是吃早餐更健康。我也经常叮嘱斯坦福大学的学生，要尽可能吃早餐。

因为睡眠期间人会不吃不喝好几个小时，早晨醒来后，身体由于久未进食能量已经耗尽，而吃早餐可以补充能量，激活内脏机能，开启一天的活动，同时还能控制一天中的血糖值。

如果我们开启一天的活动时能量不足，饥饿感会在该吃午餐的时间到达顶峰，导致午餐吃得太多。而且，能量不足的身体会对能快速转变为能量的糖类需求更高，在这种状态下人会想要大量摄取米饭、面包、意面等含糖量高、升糖快的食物，使血糖值先飙升后骤降。

大起大落的血糖值会造成人在午餐后疲倦犯困，久而久之还会大幅提升患糖尿病的风险。因此，**养成吃早餐的习惯可以避免在午餐中过量摄取糖类，有效控制血糖值**（见图 2-28）。

除了进餐习惯之外，有节奏的运动也能促进血清素的分泌，而咀嚼正是一种有节奏的运动。因此，**吃早餐也有促进血清素分泌的效果**。

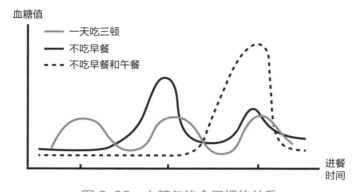

图 2-28　血糖与饮食习惯的关系

一天中吃的顿数越少，血糖值起落的幅度就越大，越容易疲倦犯困

黄金的清晨室外 10 分钟

吃完早餐后，就该沐浴朝阳了。

直接晒太阳比隔着窗户晒太阳的效果更好，所以我建议大家清晨都到室外去。顺便说一句，虽然早晨的阳光很柔和，但也请大家不要直视太阳，否则可能导致视网膜受损。

散步的时候，我们要一边走，一边用全身去感受阳光。**清晨的室外散步会起到沐浴朝阳加有节奏运动的双重作用，进一步促进血清素的分泌。**

可以在朝阳下吃早餐

如果没有既吃早餐又散步的时间，那我们也可以在朝阳下吃早餐。在晴朗早晨的室外吃早餐，心情也会十分舒畅，因为沐浴朝阳加有节奏咀嚼运动促进了血清素的分泌。

上述这些行为虽然能促进与副交感神经有关的血清素的分泌，但同时交感神经也在工作。早晨醒来、吃早餐、在朝阳下活动，也会让皮质醇、多巴胺和肾上腺素的分泌量迅速提高，这就是交感神经在发挥作用。

所以说，良好的早晨习惯能让我们精力充沛地迎接充满挑战和压力的一天。

对身体来说重要的是平衡。自主神经保持平衡，激素和脑内神经递质的分泌平衡，这些平衡都能帮助我们的身体保持平衡状态，这样我们才能既不过度紧张，也不过度放松，以最好的身心状态发挥出最佳水平。

30　沐浴光的
　　　最佳角度和时间

为什么起床后要立刻沐浴还悬在东方天边的太阳的光？夜晚要避免接触什么样的光？虽然都是光，但沐浴光的角度和时间不同，对我们身体的影响也大不相同。

上午的干劲取决于晚上的习惯

早起吃早餐，沐浴着朝阳散步 10 分钟虽好，但实际上，早上活动的效果还会受到前一天傍晚和晚上的影响。

另一方面如果在傍晚及之后的时间里皮质醇分泌过于活跃，

那么褪黑素的分泌就会被抑制，晚上难以快速入睡，进而导致睡眠不足、睡眠质量低下，次日早晨就无法神清气爽地醒来这样一来，早早吃上早餐，然后在朝阳下散步的计划自然也就泡汤了。

今天早晨实际上是昨天晚上的延续，傍晚和晚上的习惯会影响第二天早晨的状态。

另外，选择适当的角度和时间来沐浴光也很重要。我们一天大部分时间都在阳光或室内灯光等各种各样的光照下生活，何时沐浴光以及沐浴什么角度的光，都会大幅影响我们的生物节律。

有助于保持早晨状态的晚间习惯

▶ 睡前 2 ～ 3 小时之前吃完晚餐。

▶ 用 38℃左右的温水泡澡约 15 分钟。

▶ 在低角度且偏暗的光线中悠闲地度过夜晚。

▶ 尽可能不看电视，不使用电脑、手机、平板电脑等电子产品。

▶ 建议安静地看书。

早晨沐浴朝阳十分重要，但这并不是单纯的起床后晒太阳那么简单。比如，如果休息日睡到快中午才起床，再去沐浴高高挂在头顶的太阳可没有早晨沐浴朝阳那么好的效果。因为，**只有低角度日照放射出的靛青色混和黄色的阳光，才有促进血清素分泌的效果。**

那么傍晚和晚上呢？这个时间段接受外界光线也会产生和沐浴清晨阳光相似的影响。为什么呢？答案是自然界中光的移动规律。

早晨，太阳从东边升起，中午从正上方照下，最后傍晚从西边的天空落下。整个过程中光线角度的变化是从低角度到高角度，再到低角度。

而人体也要遵循这样的自然规律。也就是说，**为了保证夜晚高质量的睡眠和早晨神清气爽地醒来，傍晚和晚上也要尽可能处于低角度照射的光照中，避免照射从头顶照射下来的光。**

31　低角度的光有
　　怎样的魔力?

光照的角度和时间可以主动调整。以人造光源举例，低角
度照射的台灯就好于高角度照射的顶灯。仅是这样一个改变，
就能夜晚入睡得更加顺利。

晚上可以只开台灯

对于现代人来说，晚上想不照射顶光实在有些困难。所以我
们也可以退而求其次，在晚餐之后，尽可能将室内的灯光调整至
较低的角度。

　　欧美的住宅设计中喜欢设置间接照明，但日本的很多住宅中喜欢在每个房间里只装一盏顶灯。在白天工作学习的地方使用顶灯是可以的，但是在客厅和卧室等度过夜晚时间的房间里，我们**可以放置一盏台灯，从桌子的斜侧方照射，晚上则只开台灯不开顶灯**。用这种简单的方法就可以将光线调整至低角度。

　　天气晴朗时，夕阳的光照强度约为300勒克斯①，因此夜晚可以将家中的光照强度调整到这个值以下。虽然可能有些昏暗，但这就是确保快速入睡的关键。我们可以用那种能测量光照强度的手机应用来测量环境中灯光的强弱，以打造适合入睡的环境（见图2-29）。

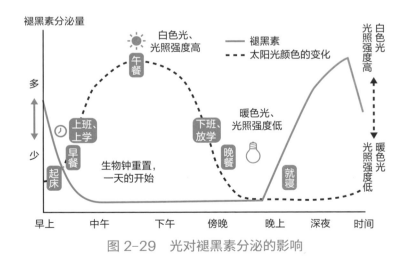

图2-29　光对褪黑素分泌的影响

---

① 勒克斯是光照强度的单位。——译者注

为保证睡眠而调整光照的角度和时间能保证第二天早晨的状态，并帮助我们实现上文所述的理想早晨习惯。

10 小时睡眠的功效

大约从 10 年前起，我开始和运动员们认真研究睡眠问题，那时我在斯坦福大学篮球队任职。当时，同样在斯坦福大学任职的一位名叫切里·玛（Cherry Mar）的睡眠研究者向我们提议进行一项名为"睡眠对篮球运动员的影响"的研究。

切里首先让斯坦福大学篮球队的成员用 2 周时间测定自身睡眠的基准值（自报睡眠时间并使用可穿戴式装置测量），然后要求他们在之后的 6 周里每天都睡够 10 小时以上，同时也对他们这 6 周的训练表现以及情绪变化进行记录。

一般来说，斯坦福大学的运动员一天 24 小时中有三件必须要做的事。

其一是学习。首先，9 ～ 14 点是他们的上课时间，之后，他们在训练和晚餐结束后要做作业并完成小组课题。

其二是训练。每天 14 ～ 18 点，最多会进行 4 小时的负重训练及技能训练，有时还要参加队内会议。

其三就是睡眠。但运动员们很忙，因此，最先削减的就是睡眠时间。

除学习和训练之外，他们还要吃饭和处理个人事务，因此要按照切里的要求保证每天 10 小时以上的睡眠时间并非易事，甚至还有队员拿着记录日程的笔记本来找我们，商讨如何改善计划以增加睡眠时间。

最后，这项关于睡眠和表现的临床研究的结果是，每天睡够 10 小时后，运动员们的训练表现均有所提升，情绪上也有了如下积极的变化：

▶ 篮球场往返跑 86 米用时：从 16.2 ± 0.61 秒缩短至 15.5 ± 0.54 秒。

▶ 罚球命中率：提升 9%。

▶ 三分球命中率：提升 9.2%。

▶ 白天的困意和情绪水平：白天慵懒、倦怠、疲劳感的水平下降，焦躁、易怒、情绪混乱等状态大幅缓解。

这个实验中让我印象最深刻的是忙碌的运动员们如

何努力调整生活习惯以保证睡眠时间。

　　实验开始前，运动员自报的平均基准睡眠时间是 7 小时 50 分，而测定值是 6 小时 40 分。6 周之后，运动员自报的睡眠时间延长到了 10 小时 24 分，测定值延长到了 8 小时 24 分。

　　相信大家都有这样的经历，忙起来就会不自觉地削减睡眠时间。但不论多忙，也一定可以改善日程，来保证充足的睡眠时间。

　　在理解了睡眠的重要性之后，相信大家已经知道，努力改善睡眠获得的收益要远超付出的成本。

　　再说说这个实验之后的事，当时参加实验的大一、大二运动员中，有 4 人毕业后在 NBA 选秀中被选中，这 4 人中还有 2 人在步入职场前就取得了硕士学位。

　　这些出众表现也归功于他们以高效的日程管理保证了充足的睡眠，而充足的睡眠又反过来帮他们提升了白天的学习和训练状态。

32 你知道身体的
三大基本营养素吗?

在日常饮食中，我们要注意碳水化合物的摄取方式，每餐都要摄取鱼、肉、蛋、豆类蛋白质中的至少一种，在避免过度摄取脂质的同时有意识地摄取 ω-3、ω-6、ω-9 脂肪酸。做到这些，就能为健康的饮食打好基础。

糖类是身体不可或缺的

我们的身体是由我们吃下的物质构成的，所以摄食的内容和时机必须引起重视。

　　说一句老生常谈的话，饮食最重要的是营养均衡。并不存在能提供所有日常所需营养的完美食物，只有每天均衡地摄取**碳水化合物、脂质、蛋白质这三大营养物质，以及各种维生素、矿物质、膳食纤维，**才能改善身心健康，达到更好的状态。

　　碳水化合物、脂质、蛋白质都是人体的能量来源，但能量转化速度最快的是碳水化合物。近年来，人们总是强调碳水化合物的负面作用，社会上流行着不吃米饭、面包等碳水化合物的断碳减肥法。

　　但是，完全不摄取碳水化合物是非常不健康的。碳水化合物包括糖类和膳食纤维两类，我们通常吃的糖类要远多于膳食纤维。需要注意的是，**白米饭、白面、白色面包、意面等白色碳水化合物的含糖量尤其高。**

　　碳水化合物作为三大营养物质之一，是身体不可或缺的营养物质，富含糖类的碳水化合物绝非不能摄入，只是要注意摄取方式。

> ### 选择有益碳水化合物的方法
>
> ▶ 白色碳水化合物在加工过程中失去了富含营养物质的大米、小麦等谷物的外皮，因此含糖量较高。

> ▷ 容易导致血糖值快速升高或降落。
> ▶ 大米、小麦等谷物的外皮富含维生素、矿物质、膳食纤维。
> ▷ 推荐选择糙米、全麦面包等保留较多外皮营养物质的褐色碳水化合物。

蛋白质是合成神经递质的材料

蛋白质通过摄食进入人体后，首先在胃肠道内被分解为氨基酸，之后根据用途被再次合成蛋白质或转变为碳水化合物及脂类，并作为肌肉的成分或是合成血清素等神经递质的材料参与生理活动。

要将氨基酸的种类和用途全部记住有些困难，也没有必要。你只要知道，人类每天只要足量摄取不同种类的蛋白质，身体所需的各类氨基酸自然就能得到补充。**早、中、晚要尽可能不重复地食用偏瘦的猪肉、牛肉、鸡肉、羊肉、鸡蛋、鱼类、贝类和大豆制品**。尤其在受到压力影响后没有干劲、情绪低落时，更要多摄入可以作为神经递质合成材料的蛋白质。

合成神经递质的材料

▶ 色氨酸[1]（鸡胸肉中含量较高）:

  ▷ 用于合成提升幸福感的血清素。

▶ 苯丙氨酸[2]（鸡蛋中含量较高）:

  ▷ 用于合成提高积极性的多巴胺。

▶ 酪氨酸[3]（大豆、乳制品中含量较高）:

  ▷ 用于合成提高积极性的多巴胺。

▶ 卵磷脂[4]（蛋黄中含量较高）:

  ▷ 用于合成控制专注力的乙酰胆碱。

脂质是合成激素的重要材料

脂质是合成细胞膜、激素、神经递质的材料之一。

---

[1] 系统命名 β-吲哚基丙氨酸，人体必需氨基酸之一。——编者注

[2] 系统命名 2-氨基苯丙酸，人体必需氨基酸之一。——编者注

[3] 人体必需氨基酸之一，生酮生糖氨基酸之一，有抗抑郁作用。——编者注

[4] 又称蛋黄素，有利于消除疲劳、缓解神经紧张。——编者注

脂质中含有的能量远高于糖类和蛋白质，因此摄取脂质时需要注意的是不要吃太多。在此基础上，你还可以有意识地摄取 ω-3 脂肪酸。

人体必需脂肪酸有 ω-6 型和 ω-3 型两种，它们可以提供或储存能量，同时人体无法自发合成。其中 ω-6 脂肪酸可以调节激素与胆固醇水平，而 ω-3 脂肪酸能缓解炎症。

这两类脂肪酸的作用相反，因此需要均衡摄取。但是，烹饪中常用的色拉油、芝麻油等食用油中含有的大多为 ω-6 脂肪酸，因此如果不是有意摄取，很容易造成 ω-3 脂肪酸缺乏。

挑选油脂的诀窍

► ω-3 脂肪酸（积极摄取）：
  ▷ 亚麻油、紫苏籽油、牛油果、青背鱼[①]、鲑鱼。

► ω-6 脂肪酸（少量摄取）：
  ▷ 色拉油、芝麻油。

[①] 主要指沙丁鱼、青花鱼、秋刀鱼等背脊为青色或黑色的海鱼。——译者注

▶ ω-9 脂肪酸（适量摄取）：

▷ 橄榄油。橄榄油属于 ω-9 脂肪酸。虽然并非人体必需脂肪酸，但 ω-9 脂肪酸中的油酸有降低低密度脂蛋白胆固醇这种不良胆固醇水平的作用。高密度脂蛋白胆固醇是优良胆固醇，能回收多余的胆固醇并将其送回肝脏，发挥着身体"清扫车"的作用，而低密度脂蛋白胆固醇则负责将肝脏合成的胆固醇运送至全身，其水平过高会在血管中沉积，提高患上动脉硬化、心肌梗塞和脑梗的风险。

33　进食的顺序
决定了血糖值

　　血糖值起伏太大会导致调控血糖值的器官陷入疲劳状态，提高患上肥胖和糖尿病的风险。为了防止这样的情况发生，我们可以在每餐中先食用膳食纤维含量高的食物，再食用蛋白质含量高的食物，最后再食用碳水化合物。

将糖类放在最后吃

　　正确的进食顺序是，**首先食用蔬菜和藻类等富含膳食纤维的食物，然后食用鱼类、肉类和豆类等富含蛋白质及脂质的食物，**

最后再食用碳水化合物。不用每次都将一种食物全部吃完，只要每顿饭刚开始时遵照这种顺序进食，后面不按顺序吃也没关系。

将碳水化合物放在最后食用，就是为了避免血糖值大起大落。食物一进入体内，血糖值就会上升，但血糖值上升的速度越慢越好。

早上什么都不吃，中午肚子空空，然后一下子吃很多白米饭的进食习惯是最不推荐的。这种习惯会使人体的血糖值急剧上升后又急剧下降，而大脑会将这种血糖值忽上忽下的状态识别为能量不足，进而发送使你困乏的信号。这样做还会让人很快产生饥饿感，在原本不该进食的时候想吃东西，去摄取能迅速转化为能量的糖类。其结果就是，大起大落的血糖值不仅会影响人的状态，还会增加肥胖的风险。

更糟的是，如果长期这样用餐，血糖值快速升高时，负责降低血糖值的胰岛素就会大量分泌，久而久之，分泌胰岛素的胰腺就会陷入疲劳。这种疲劳会导致胰岛素无法正常分泌，血糖值的平衡被打破，进而引发高血糖症，提高患上糖尿病的风险。**为了避免血糖值大起大落引发以上情况，我们需要按照含糖量由低到高的顺序，即膳食纤维→蛋白质和脂质→碳水化合物的顺序用餐**（见图 2-30）。

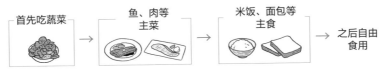

首先吃蔬菜 → 鱼、肉等主菜 → 米饭、面包等主食 → 之后自由食用

图 2-30　用餐的顺序

不要忘记补充水分

　　虽然成年人身体有 65 ～ 70% 的成分都是水分，但我们每天也不要忘记补充水分。除了从食物中补充的水分之外，一个成年人每天还需要饮用 1.5 ～ 2 升水。茶和咖啡都可以，但最好还是喝水。

　　补充水分的最佳方式是少量多次。最好从早上就开始少量多次地补充水分，直到下午 17 点，晚餐之前最好喝完 1.5 ～ 2 升水，避免在睡前突击性地大量饮水，之后的夜间只需要在感到渴时少量补充水分即可。

34　维生素和矿物质
有多重要?

碳水化合物、脂质、蛋白质这三大营养物质进入体内后会转化为可供人体利用的形式，在转化过程中，必不可少的是各种维生素和矿物质。维生素和矿物质虽然无法直接转化为能量，但能协助三大营养物质的代谢，在维持身心健康的过程中发挥着重要作用。

必不可少的微量营养素

三大营养物质可以转化为能量，可以构成人体的组织，也是合成体内激素和神经递质的材料，对人来说非常重要。但是，这并不意味着只摄取这三种营养物质就能维持健康。

这些营养物质要转化成人体可利用的形式，需要被分解或是转变形态，这就是代谢。**代谢过程中，被称为微量营养素的维生素和矿物质是必不可少的。**

本书将介绍如何在日常生活中有意识地摄取营养物质。你暂且先不用在意加热是否会破坏营养物质，首先要学会基础知识，主动地选择营养价值高的食物。

轻松吃下蔬菜的诀窍

鱼类和肉类富含维生素和矿物质，但蔬菜、菌类、藻类等食物也同样重要。**蔬菜、菌类、藻类中富含膳食纤维，这是一种与维生素、矿物质同等重要的微量元素。**膳食纤维的主要作用是帮助大肠内的废弃物和毒素排出体外，是与身心健康密切相关的"大肠清洁工"。鱼类和肉类中几乎不含膳食纤维。

蔬菜、菌类、藻类是补充维生素、矿物质和膳食纤维所不可或缺的食物，但有不少人不爱吃它们。斯坦福大学也有许多讨厌蔬菜的运动员，为了身体健康，可以采用其他形式将蔬菜吃下去。能直接吃黄绿色蔬菜^①做的沙拉当然是最好的，但如果实在不爱吃，也可以换一种形式，比如说将含有坚果和橄榄油的菠菜酱抹在鸡胸肉上，再撒上乳酪烤制成焗菜，这样也比一点蔬菜都不吃要好。如果能对蔬菜产生兴趣，在焗菜中加入绿色蔬菜，就更好了。

也许你也不太爱吃蔬菜，在此我建议用更适口的形式去烹饪蔬菜，以增加蔬菜摄入。

建议主动摄取的维生素

维生素 A

▶ **在体内的作用**：与蛋白质结合后发挥作用；保护喉咙、支气管、胃肠等处的黏膜；抑制皮肤、毛发老化，并与其再生有关；维持眼睛的机能；与预防癌症、维持并提高免疫力相关。

---

① 黄绿色蔬菜是日本人对富含 β 胡萝卜素的蔬果，如南瓜、胡萝卜等的总称。——译者注

- ▶ **含量高的食品：**维生素 A 大致可分为包含视黄醇和与其有相似结构的合成类似物的类视黄醇物质，以及可在体内转化为维生素 A 的类胡萝卜素维生素 A 原两类。动物性食品，如肉类、水产品、乳制品中富含视黄醇；植物性食品，如南瓜、胡萝卜、西兰花、茼蒿、油菜、菜用黄麻、菠菜等黄绿色蔬菜和水果中富含维生素 A 原。
- ▶ **摄取的诀窍：**维生素 A 是脂溶性维生素，易溶于油脂，因此可以用油烹饪，与脂质一同摄取。

B 族维生素

- ▶ **在体内的作用：**作为各种酶和辅酶发挥作用。单独存在时难以发挥效用，需要和其他营养物质协同发挥作用。
  - ▷ 维生素 B1：糖类代谢中必不可少；与大脑活动有关；能维持神经系统的正常功能。
  - ▷ 维生素 B2：脂质代谢中必不可少。
  - ▷ 维生素 B6：蛋白质代谢中必不可少。
  - ▷ 维生素 B12：造血时必不可少。

> ▷ 烟酸（维生素 B3）：与能量代谢有关；能维持皮肤和黏膜的健康并协助脑神经工作。和血清素一样以色氨酸为合成材料，且色氨酸会优先合成烟酸，因此摄取充足的烟酸能防止合成血清素的材料不足。
>
> ▷ 泛酸（维生素 B5）：促进碳水化合物、脂质、蛋白质的代谢。
>
> ▷ 生物素（维生素 B7）：维持皮肤、黏膜和毛发的健康。
>
> ▷ 叶酸（维生素 B9）：与多巴胺、血清素等神经递质的合成有关；与磷酸[①]的修复有关；促进碱基[②]的生成；修正 DNA 的复制错误；预防癌症；妊娠初期胎儿发育所需的重要物质。

▶ **含量高的食品：**

> ▷ 维生素 B1：偏瘦的猪肉。
>
> ▷ 维生素 B2：三文鱼、猪肝、牛肝。
>
> ▷ 维生素 B6：金枪鱼、鲣鱼。

① 神经递质间进行信息交换时的必需物质。——编者注
② 合成 DNA 的材料之一。——编者注

▷ 维生素 B12：三文鱼、贝类。

▷ 烟酸：菌类、水产品。

▷ 泛酸：鸡肝、猪肝、牛肝、鳗鱼。

▷ 生物素：鸡肝、花生。

▷ 叶酸：所有绿色蔬菜。

► **摄取的诀窍：**只要饮食种类丰富，广泛摄取动物性蛋白质，多食用坚果、蔬菜等食物，就能均衡地补充 B 族维生素。

► **缺乏时的症状：**肌肉疼痛、疲劳、记忆力下降、注意力低下等。

维生素 C

► **在体内的作用：**合成胶原蛋白[①]；维持并提高免疫力；促进肾上腺皮质激素的分泌，利于抗压；有助于铁的吸收。

► **摄取的诀窍：**菠菜、青椒、卷心菜等蔬菜以及柑橘类水果均富含维生素 C，但日本文部科学省[②]指出近年来蔬菜中维生素 C 的含量骤减，因

---

① 组成骨骼、软骨、皮肤等组织的必需物质。——编者注

② 日本负责教育、科技、学术、文化和体育等事务的政府部门。——编者注

此需要额外补充。但请先咨询医生，在知晓自身情况之后再进行调整。

维生素 D

▶ **在体内的作用：** 有助于钙的吸收；提高骨骼和牙齿的坚硬度；促进血清素的分泌；维持并提高免疫力；控制血糖值和血压。

▶ **含量高的食品：** 青背鱼、三文鱼、鳗鱼、菌类。

▶ **摄取的诀窍：** 在沐浴阳光时，人体表皮细胞中会形成维生素 D 前体，其在肝、肾中会进一步转化成维生素 D。日本厚生劳动省①建议，每天可以通过食物摄取所需维生素 D 的约三分之一，通过晒太阳补充其余三分之二。因此，一天需要晒太阳 15 ～ 30 分钟，夏季约是这个标准，冬季需延长时间。维生素 D 的代谢需要消耗镁，因此也要多吃富含镁的食品，如海藻、坚果类。

---

① 日本负责医疗卫生和社会保障的政府部门。——编者注

建议主动摄取的矿物质

镁（Mg）

▶ **在体内的作用：** 协助 B 族维生素发挥作用；对能量代谢、蛋白质合成、激素分泌有促进作用；使体内代谢顺利进行；与骨骼和牙齿的健康有关；对血清素的合成和神经递质的工作有帮助；助人快速入睡；镁和钙有镇定精神的作用，因此被专家称为天然镇静剂。

▶ **含量高的食品：** 海藻、坚果类。

▶ **摄取的诀窍：** 咖啡因和酒精有利尿作用，会导致镁随着尿液被排出体外，因此在喝咖啡和饮酒之后，需要多食用含镁食品。

钙（Ca）

▶ **在体内的作用：** 是镁的"兄弟"矿物质，骨骼和牙齿的主要成分；促进神经递质的分泌；与激素的分泌有关；调节自主神经；镇定精神。

▶ **含量高的食品：** 水产品、乳制品、小型鱼类、大豆制品。

▶ **摄取的诀窍：**可以与肉类、水产品、鸡蛋、豆类等富含蛋白质的食品一同食用，蛋白质可以加速钙的吸收。钙的吸收必须借助维生素 D 的作用，因此要多晒太阳。

钾（K）

▶ **在体内的作用：**调节细胞的渗透压，维持细胞健康；抑制肾脏对钠的再吸收，促进钠从尿液中排出，从而抑制高血压；对心脏机能产生作用，会影响心率变异性。

▶ **含量高的食品：**海藻、菠菜、油菜、南瓜、香蕉、蜜瓜、桃子、猕猴桃、苹果。

▶ **摄取的诀窍：**饮食偏咸时要主动多摄取。

铁（Fe）

▶ **在体内的作用：**与蛋白质同为合成血细胞中血红蛋白的材料，维持造血和体内的氧气运输；缓解大脑和身体的疲劳。

▶ **含量高的食品：**海藻、贝类、菠菜、牛肉、牛肝、金枪鱼、鲣鱼、沙丁鱼。

▶ **摄取的诀窍：**能在维生素 C 的作用下转变为易被

人体吸收的形式，因此可以和富含维生素 C 的食品，如蔬菜、水果一同食用。

锌（Zn）

▶ **在体内的作用：**帮助多巴胺等神经递质发挥作用；与能量代谢、DNA 的合成与修复、维持并提高免疫力有关；促进身体必需但体内无法合成或合成量极少的脂肪酸的合成；维持味觉；预防脱发；与生殖机能有关。

▶ **含量高的食品：**瘦肉、牡蛎。

▶ **摄取的诀窍：**和维生素 C 一起摄入更易被吸收，因此可以和富含维生素 C 的食品，如蔬菜、水果一同食用。酒精代谢过程会消耗锌，汗液排出时也会消耗锌，因此在饮酒后或大量出汗后，可以主动食用锌含量高的食品。

35 做好这三件事，
胜过吃营养补剂

我们身体所需的营养物质基本只靠饮食补充即可。或许有人会觉得服用营养素补剂更高效，但即使服用很多营养补剂，也比不上饮食中主菜、副菜和主食组合而带来的复合营养价值高。

通过饮食摄取营养

除非身体已经到了缺乏营养的程度，否则最好不要随意服用营养补剂。最重要的是学会通过饮食摄取营养，因为食物中就含有身体所需的复合营养物质。

　　所以，只要我们平时养成摄入多种食物的习惯，就可以全面摄取人体必需的营养物质。

　　例如，要合成作为血清素原料的色氨酸，就必须用到从鱼、肉、豆类、鸡蛋等食物中摄取的蛋白质。但是仅仅这样还不够，要将体内已经合成的色氨酸高效地运送至大脑，还需要糖类。**因此，主菜和米饭这种蛋白质与碳水化合物的搭配，不仅味道好，也更符合人体需求。**

　　另外，人体要合成蛋白质，促进神经递质释放，还需要作为酶的维生素 B6。富含维生素 B6 的食品有鲣鱼、金枪鱼赤身[1]、三文鱼、猪肉和鸡肉等。

　　肉类，尤其是牛肉中富含锌，鱼类富含 ω-3 脂肪酸。用这些动物性食材做主菜，再配上菌类副菜，就能同时补充维生素 D、钙、铁、镁、膳食纤维，如果进一步搭配菠菜等绿色蔬菜，还能补充叶酸。

　　当你了解了这些基础营养知识，就能丰富日常饮食搭配，摄取多种多样的营养物质，根本不需要额外服用营养补剂。

---

① 指金枪鱼背部脂肪含量低的瘦肉。

均衡饮食的准则

▶ 准则 1：每餐都要吃鱼、肉、大豆制品、鸡蛋中的至少一种，补充蛋白质、脂质。

▶ 准则 2：每餐都要吃多种蔬菜、菌类、藻类，以补充维生素、矿物质、膳食纤维。

▶ 准则 3：每餐都要吃主食，当然，请尽量选择褐色的碳水化合物，以补充糖类。

我常吃的营养沙拉

如前文所说，均衡补充营养物质的原则是吃得种类尽量丰富。借此机会，我想向大家介绍我常推荐给斯坦福大学学生们，同时我自己也经常吃的营养沙拉食谱。

首先，将牛油果和甜菜切成方便入口的大小，放入盐、胡椒粉、意大利黑醋 ① 和橄榄油拌匀，最后撒上扁桃仁碎就做好了。

---

① 源于意大利的一种葡萄醋，常用于制作沙拉。

其中，**牛油果富含膳食纤维，**同时含有大量烟酸、叶酸、泛酸、钾、ω-3脂肪酸，而且含糖量低，不易导致血糖值大幅波动。斯坦福大学食堂也经常提供牛油果制品。运动员去外地参赛时，我也会要求他们住处的餐厅准备牛油果或用其制作的菜品。**甜菜富含钾、维生素B6、叶酸和牛磺酸，有助于消除疲劳。**我在日本的时候，甜菜还很罕见，但现在已经很容易买到了，普通超市就提供水煮和腌制的甜菜。作为小料的**扁桃仁则富含镁和钙。**

这种沙拉制作简单，还包含了上一节列举出来的希望大家主动摄取的多种维生素和矿物质，营养价值比面包和饭团高得多，因此建议经常食用。

当然，就算对身体好，总是吃同样的食物也会厌倦，而且总会有人不爱吃，或者因为文化因素而不能吃。因此，我们可以在此食谱基础上按食物类型改变搭配，只要保证每餐都食用富含蛋白质的食材，就可以自由地选择鱼、肉、鸡蛋或豆类等蛋白质食材。

当你学会了这些知识，知道了食物中大致含有哪些营养物质，这些营养物质又怎样在体内发挥作用，就可以以此为依据丰富用餐的选择，通过饮食打造强健的体魄。

长期居家导致营养素缺乏

2020 年春季，斯坦福大学因新冠疫情封闭了校园。在这段时间里，我再次深切感受到打造健康生活习惯的重要性。封校期间，游泳队的队员们只能待在家里，无法进行室外训练。由于停课，我也无法直接指导队员们的饮食。

半年后，校园终于重新开放了，运动员们也陆续返校。返校后我们对运动员进行了久违的血常规检查，结果令人震惊：50 人中有 85% 缺铁，所有人都缺乏维生素 D。

于是，我们开始举全队之力制定对策。营养缺乏不仅会影响运动员在赛季中段后的状态，对赛季前半段也有影响，因为状态不佳的运动员可能会加大训练强度，以至于过度训练，同时也更容易生病。因此，必须尽快恢复运动员们的营养状态。

如果换成往年，这个时期本应立刻开始常规训练，但这一年我只能先让运动员们降低训练强度，恢复营养状态。2020 年赛季初，我们花了 6 周时间对运动员进行全方位的指导，保证营养均衡的饮食，养成晒太阳的习惯，同时服用营养补剂。

同时，我们也不强制运动员参加早晚两次的训练，他们可以只选一次参加。第 7 周后，运动员们的血常规结果终于达到标准，此后才恢复了早晚两次的训练。又过了六七周，许多队员都在比赛中刷新了个人最好成绩。看到这样的成绩，我们医疗团队总算松了一口气。最令人高兴的是，2020 年 9 月—2021 年 4 月的赛季中，没有一个运动员因为感冒和患病而缺席训练。

游泳队冬季也要在气温很低的户外泳池训练，正处于赛季中的运动员们本就疲劳，抵抗力降低，很容易在队内暴发流行性感冒。但 2020—2021 年，没有一个人感冒，这或许也要归功于平日对运动员的全方位营养指导以及包括休息方式在内的生活指导。

不因病缺席训练，对运动员来说或许非常重要，但更重要的是以良好的身体状态进行训练。这一观念对于社会上的其他人来说也同样适用。

运动员的教练自不必说，团队的领导者和上司们也应该了解与休息相关的知识。总是让人长时间埋头苦干只会适得其反。如果想要成果，就必须打造一个能激发出人的所有潜能的环境，这是教练、领导者、上司的职责。

"四肢发达，头脑简单"的情况在美国同样存在。斯坦福大学的游泳队过去也常有教练逼着运动员进行高强度训练。但是，真正能让运动员成长的，是包括精神辅助在内的健康管理。

在 2020—2021 年赛季，我们再次深切地感受到，测定心率变异性、矿物质和维生素水平，并基于这些数据适当安排休息对于运动员的成长是多么重要。

36 强忍饥饿，
不如吃点零食

　　强忍饥饿容易导致下一餐暴饮暴食，其实，饿肚子时吃点零食有益于控制热量和血糖值。那么应该吃哪些零食呢？聪明的办法是选择营养价值高的蛋白质食品。

肚子饿了就吃扁桃仁巧克力

　　很多人都认为一天吃三顿饭就够了，吃零食容易让人发胖。但实际上，强忍饥饿感反而不好。

　　感到饥饿的原因是血糖值下降了，如果一直强忍饥饿，等到了一直期待的吃饭时间，就很可能一下子吃得过猛，或者吃一大堆碳水主食，导致血糖值飙升。因此，**肚子饿的时候，稍微吃一点东西反而会更好**。

我比较推荐食用扁桃仁这样的坚果类食品。斯坦福大学的运动场馆中随处可见供应烤混合坚果等零食的零食站，方便学生随时补充营养。看似有些不健康的扁桃黑巧克力其实是不错的零食选择。**扁桃仁富含钙、镁、作为血清素合成原料的色氨酸和有助于合成多巴胺的酪氨酸。**

酪氨酸是多巴胺前体①，而多巴胺又是去甲肾上腺素和肾上腺素的前体，因此酪氨酸是帮助我们提高积极性和注意力的重要物质。而黑巧克力富含钙、镁以及能让兴奋的神经镇静下来的γ-氨基丁酸，其主要成分之一可可粉中还富含作为强效抗氧化物的可可多酚和能镇定并放松精神的可可碱。

所以说，扁桃仁黑巧克力不仅能补充现代人容易缺乏的营养物质，还能维持血清素系统和多巴胺系统的正常工作，是一种功能强大的食物。但要注意，巧克力是高热量食品，不要因为好吃、有营养而过量食用。

---

① 前体为合成物质途径中可以直接结合到其分子中的物质。——编者注

聪明的零食选择法

▶ 选择营养价值高的食品：

  ▷ 推荐坚果类、水煮蛋、鸡肉沙拉等。

  ▷ 推荐扁桃仁黑巧克力。

▶ 不建议作为零食的食品：

  ▷ 蛋糕、饼干、煎饼、饭团等含糖量高的食品。

▶ 建议每天吃一两次零食，避免摄取过多热量。

37 回顾并记录
自己的一天

要想提高身体的恢复能力，自我观察很重要。今天早上醒来感觉怎样？心率变异性是多少？白天的注意力集中吗？晚餐吃的什么？睡得怎么样？可以通过记录类似问题的答案，了解自己的身心状态，制定改善方案。

如何掌握自己的身心状态

疲劳是一种涉及许多器官和体内激素的复合状态，不可能只用做一件事就将其完全消除。但我们又无法像检修汽车那样——

检修每一个器官，因此，可以用记录每天状态的方法来监测自己
的身心状态。

我们每天都在进行日常活动，不可能不感到疲劳。**记录每天
的行动和身体状况可以掌握自己身心的状态，从而随机应变，打
造出能够从疲劳中恢复的身体。**

回顾事项清单

► 清晨：
  ▷ 几点起床？
  ▷ 醒来时状态如何、感觉怎样？
  ▷ 心率变异性是多少？
  ▷ 起床后做了什么？
  ▷ 几点吃的早餐，吃了什么？
► 上午：
  ▷ 注意力集中吗？
  ▷ 午睡了吗？几点开始，睡了多久？
  ▷ 上午犯困了吗？程度严重吗？
  ▷ 几点吃的午餐，吃了什么？
  ▷ 工作了几小时？

▶ 晚上：

▷ 几点吃的晚餐，吃了什么？

▷ 喝了多少酒，吸了几根烟？

▷ 睡觉之前做了什么？

▷ 几点睡觉的？

▷ 上床后用了多长时间睡着？

▷ 半夜是否醒了？

▷ 一天之中摄取了多少糖类？

▷ 一天之中晒了多久太阳？

▷ 睡前做了几分钟的呼吸训练？

最強身心

スタンフォード式

脳と体の強化書

第三部分

激活多巴胺系统，
让发奋努力没有障碍

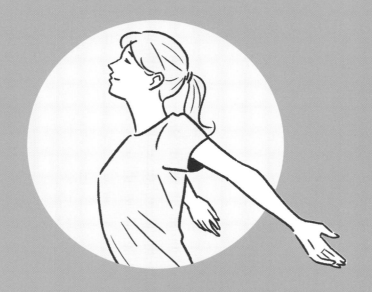

38　25 岁以后，
仍可能二次成长

小孩和 25 岁以下年轻人接受新事物的能力较强，不加干涉也能学习成长。那么过了这个年龄段的人又要如何学习并成长呢？ 25 岁以上的成年人可以依靠正确的认知来管理自己，让自己成长得比年轻人更快。

为自己制造动力

人学习新事物、获得成长的本质，就是脑内形成了新的神经回路。比如，原本不会蝶泳的人通过练习学会了蝶泳，这就意味着他的大脑内形成了一个名为"游蝶泳"的新神经回路。

人能具备在脑内形成新的或改善旧神经回路的能力，都是因为神经系统具有**神经可塑性**。

从幼年到 25 岁之间，人的神经可塑性都高，之后就会逐渐降低（见图 3-1）。

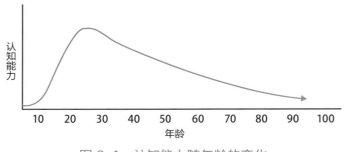

图 3-1　认知能力随年龄的变化

幼年到 25 岁之间的人，学习事物不需要经过太多思考，只要通过所见、所闻、所触、所感，就能自然学会。这个年龄段的人在学习语言、运动、音乐等技能时也比年纪大的人更轻松。这就是常说"孩子的大脑像海绵"的原因。

脑内突触之间时刻都在进行着神经信息的释放和接收，每当接触到新事物，就会形成新的神经回路。幼年到 25 岁正好是神经回路的快速新增阶段。小孩之所以会对新事物产生极大的好奇心，也是为了让尚未发育完全的大脑快速成长。

但是，人一旦过了 25 岁，新神经回路的形成就会变得比以前困难，人也会逐渐失去对与自己无关的事物的好奇心，成长的速度变慢不少。

- 人出生时神经元的数量大致是相同的，但是不同的成长环境和经历会让连接神经元的突触数量产生变化，造成人和人之间记忆力和学习能力的差异。
- 虽然人的认知能力会在 25 岁之后逐渐降低，但还是可以通过挑战新事物和积极锻炼大脑，或是均衡饮食、适度运动等方式激活突触的可塑性。

事实上，人直到死亡之前都有成长的机会。25 岁之前更容易掌握新知识，也并不代表过了 25 岁就学不会新东西了。

斯坦福大学的埃里克·纽德森教授通过几十年的研究，证明了**即使人已经年过 25 岁，只要有意识地改变处事方式，就能保持与 25 岁之前相同甚至更高的学习能力。**

那么，要如何改变处事方式呢？答案是先学习知识，理解人脑的机制，理解人成长的机制，再对日常习惯进行科学调整。要想不受年龄增长的影响，始终保持成长的潜力，就必须以正确的认知为基础，有意识地调整努力与休息之间的平衡。

阻碍成长的指导方式

在培养青少年运动员时，许多教练对运动员有过度指导的现象。青少年运动员原本就备自主成长的潜力，但有些教练却采取了错误的指导方式，阻碍了青少年运动员的大脑生长。

比如，我们经常听到这样的例子。有些天才棒球运动员在十七八岁的年龄就入选职业棒球队，可谓是拥有特殊天赋，但他们两三年后却未能获得预期的成长。正是因为那些运动员的大脑本来处在有极高可塑性的时期，却没有得到正确的指导，结果错过了本应获得的飞跃性成长，潜力未能得到最好的激发，甚至逐渐被边缘化。或许教练是出于好心而将自己的经验和理念倾囊相授，结果却只是在揠苗助长。

39　成年人的大脑
　　　如何才能二次成长?

　　处于成长阶段的小孩和 25 岁以下的年轻人会本能地追求成长，就算不加干涉，他们也会不断地挑战自我。而 25 岁以上成年人为了逃避努力时的痛苦，会拒绝改变。因此，25 岁以上成年人成长的必需条件是主动、专注、遭遇挫折和适当休息。

人为什么会拒绝改变

　　年龄较大的成年人要想掌握新知识，获得进一步的成长，首先需要主动且专注地行动，并且有行动的方向和计划，而且要有想改变、想学会的想法，以及知道应该怎样改变。

我们首先要明确自己想掌握什么知识或技能，再专注于此。确定目标后，再制订实现目标的计划，同时调整好身心状态，即使中途受挫也不能放弃。大多数 25 岁以上成年人的大脑已不具备小孩和年轻人的可塑性，要想告别这种僵化的状态，就必须主动地行动起来。

为什么许多年过 25 岁的人会拒绝甚至厌恶改变呢？是因为对变化的恐惧会促使他们寻找到不努力的借口。然而，想改变自己就必须深入思考或进行新的尝试，这就需要在痛苦中努力、花费时间以及忍受对未知的恐惧，不因为怕麻烦而逃避。

这种逃避心理在人们遭遇挫折时会表现得尤为明显。**挫折是让大脑获得飞跃性成长的重要契机。**

在遭遇挫折时，小孩和成年人的反应截然不同。小孩在遭遇挫折后，好奇心会战胜他们对再次失败的恐惧，他们会因为想知道"怎样才能成功"而不断挑战，大脑自然就会在挑战中成长。而年过 25 岁的人在遭遇挫折时，可能只会思考"为什么会失败"，而无法去想"下一步要怎么做"，从而难以专注于事物本身并解决问题，大脑也就难以成长。

这时，我们可以进行适度的休息。前文中提到过大脑会在休息时整理信息，巩固新知识，令人获得成长，而成年人在遭遇挫折的时候，大脑的这一功能刚好可以发挥作用。

就像上文所说，25 岁以上的成年人与小孩和年轻人不同，无法自然而然地接受新事物。但是，**25 岁以上的成年人仍然拥有自我激励、主动前进的能力**。要获得成长，就必须主动、专注、有计划地行动，并在遭遇挫折后稍事休息，再重新面对挑战。

> ### 使大脑再次成长的三大要素
>
> ▶ 主动：想学什么？为什么想学？学会之后能带来什么？
>
> ▶ 专注：每天努力了多久？总共努力了多少久？
>
> ▶ 遭遇挫折和适度休息：受挫时就调整方法，适度休息。调整好状态后，在挫折中学习应对失败的方法。

40 是什么决定了
动力是否充足？

做事动力的增强和变弱都是有科学解释的。大脑受到外界刺激后产生情绪，就会促使人行动。这意味着，我们可以自主选择传递给大脑怎样的刺激。有方向地调整身心状态，就能让自身时刻保持足够的动力。

如何保持时刻都有动力

近年来，许多科学研究成果对干劲、积极性、动力的来源等给出了详细的解释。人的干劲究竟从哪里产生？为什么积极性会有波动？为了时刻都有动力，我们需要做些什么？

　　过去人们认为，人的情绪变化是件神秘莫测的事，现在人们了解，一切情绪都在大脑和内脏的信息交换中产生，可以用科学来解释。而能用科学解释的事物，也就能用科学的方法进行干预。我们**只要理解了关于动力的科学知识，就能通过对自己身体内的化学反应进行干涉，塑造一个动力满满的自己。**

> ### 动力脑科学中的四位主角
>
> ▶ 多巴胺是与动力相关的最重要的神经递质。多巴胺能使人在开始行动时提高动力，在前进过程中为你呐喊助威，在遇到困难时给我们加油打气，在成功之后制造成就感，还会促使人确立新的目标，延续积极动力。
>
> ▶ 去甲肾上腺素是以多巴胺为材料合成的肾上腺髓质激素。其作用是促使人从多角度观察事物，不囿于一个点，还能促使人不断思考，是行动的持久力之源。
>
> ▶ 肾上腺素是以去甲肾上腺素为材料合成的肾上腺髓质激素。多巴胺的作用是振奋精神，而肾

上腺素的作用是振奋身体，它往往会在身体感
到疲劳却又必须继续工作的情况下分泌较多。

► 乙酰胆碱是一种神经递质，它能为你指示具体
的行动和思考方向，发挥"探照灯"的作用。

总而言之，大脑在受到外界刺激时会分泌各种神经递质，这
些神经递质会向我们的身体传递信息，促使身体分泌各种各样的
激素。利用好这个机制，我们就可以调控动力水平，保持满满
干劲。

41　什么是
多巴胺崩溃?

> 多巴胺水平急剧下降是许多时候人提不起干劲的原因之一。那么，多巴胺水平为什么会急剧下降呢？其关键就在于DPO[①]、徒劳感和虚脱感。

提不起干劲的科学依据

明明有必须做的事，却丝毫提不起干劲，或者一开始干劲高

[①] 即 Duration（用时）、Path（道路）、Outcome（结果）的英文首字母缩写。——译者注

涨，但被领导和同事泼了冷水后就失去了干劲。这种感受相信大家都有过。

还有一类感觉是，在某个让人狂热的活动结束后突然产生的空虚感。典型例子就是奥运会和世界杯等大型活动结束后，之前一个月每天都热切守在电视机前的人们会瞬间感到空虚。

出现这种现象原因是，在给人带来干劲和力量的多巴胺和肾上腺素分泌的同时，促人思考的去甲肾上腺素也会分泌。但是，去甲肾上腺素分泌时，多巴胺未必会同时分泌。这就是动力急剧降低的科学原理之一。

如果多巴胺的分泌因为某种原因被抑制，人就提不起干劲了，只能原地思考，却没力量采取任何行动，或者即便展开了行动，也没有积极性将它做好，最后白费功夫，还会因此而感到焦躁不安。这种状态就叫作多巴胺崩溃。

一直追求体育梦想的运动员从未考虑过自己的人生还能做别的事。在取得了奥运奖牌，并且年纪轻轻就退役之后，发现自己做什么事都提不起干劲，也找不到让自己再次热衷的事物。这样的状态也是因为多巴胺崩溃。

那么，怎么才能避免多巴胺崩溃呢？首先需要了解多巴胺的分泌会在什么时候受到抑制。其原因有很多，我在此列举两种有代表性的。

多巴胺崩溃的两大原因

DPO 不完整的时候，完成目标要用多长的时间、走哪条路、得到怎样的结果，这三点如果不明确，人就难以积极主动地投入一件事。对明确目标的向往可以成为强大的动力。

付出了努力却没有成就感，或者实现某个阶段性目标后，就再也提不起积极性的时候，脑内名为"缰核"的部位会被激活，迅速抑制多巴胺的分泌，导致促人思考的去甲肾上腺素相对过剩，引起强烈的疲劳感。这种疲劳感并非实现目标后的那种舒适感，而是一种徒劳而空虚的感受，是一种纯粹的疲劳。

现在，我们知道了积极性低下的原因，自然也会有相应的解决办法。

42 如何用 DPO
重振积极性?

　　避免多巴胺崩溃的方法其实并不难。首先要明确做什么、用多长的时间、走哪条路、想要得到怎样的结果，然后设定力所能及的目标。

明确 DPO，重设目标

　　知道了积极性过低时自己的体内都发生着什么，然后就能从原因着手，重振积极性。

　　导致多巴胺崩溃的第一个原因是 DPO 不完整，可以用明确

DPO 的方式解决。有研究表明，当人觉得完成某事就能有好的
结果或者能得到赞扬时，脑内名为"纹状体"的部位会处于非常
活跃的状态，从而促进多巴胺的分泌并增强其作用。

明确 DPO 对于领导管理下属也有积极的作用。是否了解某
件事用多长的时间、走哪条路、得到怎样的结果，会极大地影响
下属的工作积极性和表现水平。

我再举个家庭中的例子。面对啼哭不止的婴儿或者什么都听
不懂的 2 岁儿童时，很多父母可能会觉得无所适从。但是，父母
往往会想"这是做父母的必经之路""等孩子满 3 岁能用语言交
流了，我就会轻松了"，这样他们的心情就会明朗一些。这也是
DPO 的一种。

**只要能够暂时抛开辛苦的当下，去思考不久后的将来，就不
会过于追求完美，从而轻松地完成当下的事情。**

导致多巴胺崩溃的第二个原因是付出努力却没有成就感，解
决方法是可以在顺利的时候尝试重新设定目标。目标定得过高，
有时就会造成拼命努力，却得不到想要的结果、也没有成就感的
结果。

所以，不必对自己太苛刻，最好设定多个力所能及的阶段

性目标，逐个去实现。这样一点点积累起来的经验才能让人
成长。

> ### 时刻保持积极心态的方法
>
> ▶ 明确 DPO：对用多长的时间、走哪条路、想得
> 到怎样的结果"有明确的认知。
> ▶ 重设目标：不要一开始就设定过高的目标，可
> 以设定多个力所能及的阶段性目标，一个个去
> 实现，从而积累成就感。

43 怎么在两个奖赏系统 之间自如切换？

目标过高的完美主义者需要注意，休息太多无法前进，但一直亢奋也会导致疲劳。因此，我们要在积极的行动和休息状态间适当切换，这样多巴胺系统和血清素系统之间也能不断切换，我们就能获得成长。

如何避免疲劳过度

人会在实现一个个小目标的过程中逐渐成长。而在这一过程中，大脑又是怎样运转的呢？

为了实现目标，我们要先激活多巴胺系统。**无论是设定目标时的希冀，还是实现目标过程中的持续动力，抑或是实现目标时的成就感，都是多巴胺在产生作用**。同时，得到表扬和认可还会刺激血清素的分泌，让人产生幸福感。

当然，不是我们设定的所有目标都能顺利实现，也会有进展不顺利、不得不求助他人的时候。**在反思其原因，以及考虑他人意见的时候，血清素系统就会被激活**。

两个奖赏系统之间的切换

▶ 开始的动力：

多巴胺系统。

▶ 过程中的持续动力：

多巴胺系统。

▶ 受挫时的反思：

血清素系统。

▶ 目标达成的成就感：

多巴胺系统。

▶ 目标达成的自我肯定：

血清素系统。

▶ 目标达成后的休息：

血清素系统。

如上所述，只要我们能在多巴胺和血清素这两个奖赏系统之间自如切换，我们就不容易疲劳过度。不断重复这样的循环，我们就能让身心时刻都保持动力满满。

另外，无论目标达成与否，都要适当休息。不要对自己逼得太紧。

44　大脑的专注力
每 90 分钟中断一次

"次昼夜节律"体现在睡眠中是 90 ～ 100 分钟的睡眠周期，但它在白天也有体现，那就是清醒时的次昼夜节律。我们大脑中神经回路的调整、强化和新增都是在浅层睡眠期间发生的，因此，提高效率的一个秘诀就是，每隔 90 ～ 100 分钟就让大脑进入如浅层睡眠一般的安静状态休息一下。

神经回路定型意味着什么？

小孩子的好奇心旺盛，他们的大脑就像海绵一样能不断吸收新的知识，因此他们可以连续投入地玩耍好几小时。我年幼的女儿在和朋友玩耍时展现出的专注力和学习能力，总是令我惊叹。

但是随着年龄的增长，人的专注力和吸收能力会越来越低。这是因为成人在经历了许多之后，脑内的神经回路已经定型。

神经回路定型意味着一个人的智力体系已经成型，处事能力也变强了，但确实也意味着学习新知识的能力变弱了，这可能会让人有些遗憾。但也不用放弃，成年人的大脑虽然不像孩童时期可塑性那么强，但只要改变思维方式，成年人同样能高效学习新知识。

成年人不能像小孩那样每天主动发掘新事物并长时间专注于一件事。长时间心不在焉地工作的后果就是效率低下，因此，成年人需要做的是**短时间专注、休息、再短时间专注，如此循环**。

遭遇不顺时如何振作

人在遭遇不顺时会感到焦躁烦闷，但根据前文说法，这种焦躁烦闷通常出现在征服挫折的过程中，因此可以看作大脑在面临新挑战或接触新事物时努力调整、强化和新增神经回路的一种情绪表达。这样一想，心情就会好很多。

而神经回路的调整、强化和新增都是在休息中发生的。也就是说，如果遭遇不顺，**也不要在焦躁烦闷的状态下强行工作，这时更应该休息。休息几十分钟、几小时，就算休息到第二天也没关系，我们要等情绪焕然一新后再继续工作。**

我经常对斯坦福大学的运动员们强调休息的重要性。当必须训练却没有动力，或者无法集中注意力的时候，最好的办法就是暂停训练，休息一段时间。

总之，一定要休息，并且最好在休息时练习前文中介绍的呼吸法。在休息了一段时间后，身心就能重新振作。这是因为神经回路在休息或睡眠时得到了强化。这一段时间或许是十分钟，或许是一小时，也没准是一天，总之，重要的是一边调整呼吸，一边耐心等待身心重启。

许多人奉行艰苦工作才能成功的信念，但这种方式无法提升动力，也无法让人充满活力。切记，我们**不仅要保证充足的睡眠，还要保证工作中有足够的休息时间。发奋后的适当休息，是促人进步的活力之源。**

专注后的休息匹敌黎明时的睡眠

前文已经说过，在睡眠中，大脑会以 90 ～ 100 分钟为周期交替进行深层睡眠和浅层睡眠。刚睡着时，睡眠迅速加深，然后在非快速眼动睡眠和快速眼动睡眠之间交替。

越接近早晨，非快速眼动睡眠的深度就会越浅，浅层睡眠的占比增加。在浅层睡眠期间，神经突触就开始"学习"了。

实际上，与上述睡眠周期类似的次昼夜节律周期，同样也存在于白天清醒的时候。**在白天，每隔 90 ～ 100 分钟，人也会进入类似快速眼动睡眠的状态，这是一种足以匹敌浅层睡眠的状态，所以每隔 90 分钟休息一次能够让神经回路及时整理信息，提高效率**（见图 3-2）。

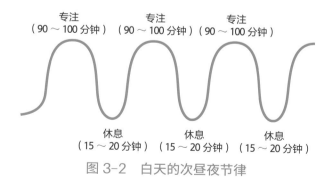

图 3-2　白天的次昼夜节律

这也就说明，人类的专注力，尤其是成年人的专注力最多只能维持 90 ～ 100 分钟。一个人想凭毅力保持长时间的专注是不可能。因此，我们可以顺应这个规律来制订工作和休息计划。

一口气专注 90 ～ 100 分钟，然后休息 15 ～ 20 分钟，这种休息频率可以让我们避免在懒散、低效状态下工作。

大脑处于休息状态时，脑内突触在"火花四溅"地对神经回路进行调整、强化和新增。**专注之后的休息时间，其价值匹敌凌晨时的快速眼动睡眠。**

每隔 90 ～ 100 分钟就休息或许看起来像是在偷懒，但这样做反而能让我们提高效率。

45　养精蓄锐，
就用 NSDR [①]

生活在压力较大的现代社会，应该采取能让人进入类似睡眠状态的高效休息方法。我们可以使用正念冥想、瑜伽休息术、迷走神经锻炼法来实现高效休息。

什么是非睡眠深度休息

当我们休息时，最好暂时放下手上的工作，让大脑放空。如果放下手上的工作，转头又刷起了社交网站和小视频，休息的效

---

① Non Sleep Deep Rest（非睡眠深度休息）的英文首字母缩写。——译者注

果也会大打折扣。请大家牢记，**休息的关键在于什么都不想，让大脑放空**。

时刻处于紧张状态的现代人，非常需要 NSDR，也就是没有睡着却恰似睡着的非睡眠深度休息。

那么，要怎样做才能实现 NSDR 呢？

第一种方法是从东方传入美国，且在日本也已经广为人知的正念冥想。

在苹果和谷歌等大型互联网公司，正念冥想已经成为了员工的日常习惯。正念冥想的原型是东方的冥想，美国人发现其对大脑运作也有一定的效果，并发现放空大脑能提高工作效率，便开始关注与推广这种休息方法。

已有多项研究证明正念冥想可以让大脑休息，因此，在休息时进行正念冥想是个不错的选择。

严格来说，人需要经过大量锻炼才能进入真正的正念冥想状态。但是，我们不需要考虑太多，只需要在一个安静的地方闭上眼睛，将注意力专注于自己的呼吸上，持续 5～10 分钟，就能让大脑得到休息和放松，同时快速提高专注力和思考能力（见图 3-3）。

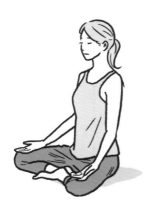

图 3-3　正念冥想

进行 5 ～ 10 分钟，闭上眼睛，专注于自己的呼吸。

第二种推荐的方法是瑜伽休息术。

瑜伽休息术是在平躺的状态下缓慢呼吸以休息身心的方法，又称睡眠瑜伽（见图 3-4）。

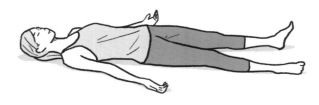

图 3-4　瑜伽休息术

仰面躺下，闭上眼睛，让注意力依次向身体的各部位集中，尽可能放松它们。重要的是刺激潜意识，将人体原本就具备的自愈潜能激发出来。

　　瑜伽休息术能让大脑能保持放松状态，有益于大脑和身体状态的恢复。由于没有完全睡着，只是在保持着清醒意识的状态下对身心状态进行干涉，所以从结果上看，瑜伽休息术的放松效果比普通的睡眠更好，10 分钟瑜伽休息术的效果可以匹敌一小时的睡眠。

NSDR 让夜晚入睡更快

　　NSDR 不光在白天的休息时间有益身心，在晚上睡觉之前进行也益处良多。

　　我们知道，疾驰的汽车在刹停之后，发动机的高温不会很快散去。同样地，人在全力奔跑之后，也会气喘吁吁、心跳加快。同理，人在白天紧张和兴奋了那么久之后，想在睡觉时说停就停也很困难。

　　如果我们能按照原始的人体生物节律来生活，或许就不需要NSDR 了。但是，在现代快节奏的社会中，很难让神经在该休息的时候休息。有时就算躺上床想要睡觉，脑子也会东想西想，久久难以入睡。

解决这一困境的办法是顺应前文介绍过的生物节律。从傍晚开始，人体内皮质醇的分泌量就会减少，褪黑素的分泌量会逐渐增多，让人产生睡意。在此基础上，可以配合使用正念冥想和瑜伽休息术等 NSDR 方法，来辅助自己入睡。

放松身心的迷走神经锻炼法

我在前文已经详细介绍过迷走神经的工作原理，迷走神经干中行走着副交感神经节前纤维，因而受副交感神经支配。它始于脑内的延髓，从眼、耳、喉咙附近经过，然后分成多支，连接着每一个内脏。

只要我们适时刺激迷走神经密集的部位，就能提高迷走神经的工作效率，让身心得到深度放松。

在此，我介绍两种可以配合 IAP 呼吸法进行的迷走神经锻炼法。我每晚睡前都会进行此类锻炼，一般很快就能入睡。我也建议大家在白天工作和做家务的间歇时不时进行一下。

第一种方法要求我们躺下进行（见图 3-5）。当然，如果你想坐着进行也可以（见图 3-6）。

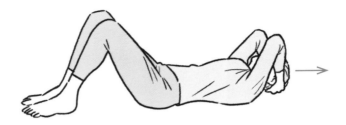

①仰面躺下，双手抱住后脑勺偏上的位置。
②用鼻子吸气5秒。之后用手臂将头部稳稳地夹住，一边呼气一边将头
　部朝箭头方向轻轻拉扯。

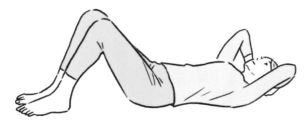

③用鼻子吸气5秒。然后一边呼气一边张开双肘，轻轻地将两侧的肩胛
　骨向背部中间挤压。头不要抬起，以放松状态枕在两只手上，有脖子伸
　长的感觉即可。
④保持③的姿势，用鼻子吸气5秒，再呼气5秒。重复进行2分钟。

图 3-5　躺姿迷走神经锻炼法

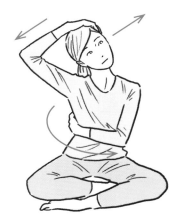

①挺直背坐下，右手抱住左侧头部。右手肘部向下沉，拉动脖子缓缓向右弯。左手抱住右侧肋骨，将右侧肋骨稍稍向前拉。保持这个姿势，并用鼻子吸气 5 秒，然后保持着腹压呼气 5 秒。就这样重复 IAP 呼吸法三次。
②保持①的姿势，眼睛看向左上方，用鼻子吸气 5 秒，保持着腹压呼气 5 秒。重复这样的 IAP 呼吸法三次。
③反方向也按同样的方法进行。

图 3-6　坐姿迷走神经锻炼法

切勿过度拉动脖子，不能让脖子感到疼痛。

46 忘我境界、心流状态……怎样才能达到?

通常情况下，人会先思考、后行动。但是，在进入忘我境界和心流状态后，人的行动是自然的，不加思考的。所以才会出现那种“脑子没动但身体先动，而且还做得相当好”的情况。

处于最佳状态时的大脑

注意力极度集中，同时又十分放松，只觉得一切杂念都消失了，甚至感觉时空发生了扭曲，周遭环境中的事物比平时更加清晰，目之所及的一切都在以慢动作的节奏运转，甚至能观察到每一个细节。与此同时，还觉得非常舒适，继而顺利地发挥出令自己都惊愕不已的超高水平。

这种状态经常被称为忘我境界和心流状态，其中"忘我"和"心流"并非严格的科学概念，却十分生动地形容出了这种状态的特点。

一些在某事上付出了异于常人努力的人，例如世界级运动员，确实体验过这种被称为忘我和心流的极佳状态。我们不能因为当今的科学无法对其作出解释，就否认这种状态的存在。

这种强大的意识状态甚至会让人觉得自己"无所不能""无所不至"。

那么，这种极佳状态究竟是如何产生的呢？在这里，我从脑科学的角度稍作分析。

非常笼统地说，人脑可以分为图 3-7 所示的几个区域，各区域分别掌管着不同的职能。

就是这些脑内区域的联合作用维持着我们的生命，并让我们有能力处理复杂的信息，在人类社会中正常生活。

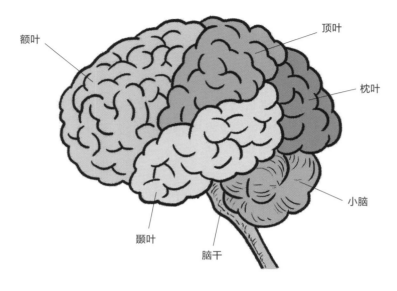

图 3-7　脑内区域与功能

额叶：控制思考、情绪、欲望、运动功能、嗅觉。

顶叶：处理感觉、味觉信息。

颞叶：处理听觉信息。

枕叶：处理视觉信息。

脑干：作为自主神经的起点，维持生命机能。

小脑：控制运动功能、平衡。

　　在这些脑内区域中，额叶的功能与上文所说的"忘我"和"心流"状态密切相关，下文将对其原理进行详细解释。

不由自主的行动

我们已经知道了脑内的区域与其功能,那么,进入忘我和心流状态的大脑中发生了什么呢?

当一个人进入了忘我和心流状态,便不会进行具体的思考。也就是说不会就先做什么再做什么进行思考,只会感觉到身体先于思考而自发地行动,不由自主就发挥出了最高水平。

据推测,**这种状态下,控制思考的额叶活跃度降低,而其他脑内区域比平时更加活跃**(见图 3-8)。

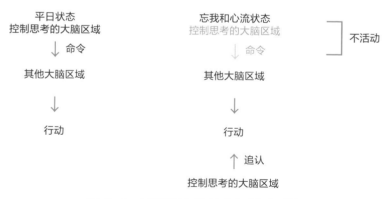

图 3-8　忘我和心流状态与平时对比

最佳状态的真相

通常情况下，人类会先用额叶进行思考，然后其他脑内区域再依照思考的结果指挥身体进行活动。

正因如此，人类才能制订计划、躲避危险。而反过来想，思考就像行为的刹车似的，会减慢行动的速度。举个常见的例子，许多人都有本应直接行动，却不自觉地思前想后，导致迟迟未动的情况。

而在进入忘我和心流状态时，脑内活动的顺序很可能刚好相反，所以人会**先行动，之后再思考**。或许正因为通常状态下先思考、后行动的顺序被打破了，才会发生"回过神来才知道成功了"这种连自己都不敢相信的现象。

当然，只有经过坚持不懈的努力，才有可能达到这种极佳状态。运动员们每天都艰苦训练，他们努力思考，努力运动，让身体记住动作。他们**日复一日努力训练的成果之一，就是在关键时刻进入名为忘我或心流的状态**。

47　怎样将自己的能力
　　发挥到极致？

在不断追求卓越的路上，我们应当学会成长型思维。这是
一种以成长为目的的思维方式，它能让人培养自信，让我们不
惧失败、勇于挑战、积极前行。

制造极佳状态的三个条件

忘我和心流状态是一种难得的极佳状态，这种意识状态就像
奇迹一样，不会轻易出现，我们能让自己时刻处于好状态就已经
很好了。不过，**能维持在好状态，或者说具有让自己切换到好状**

态的能力，是日常拥有高水平表现的必要条件。

提出心流理论的美国心理学家——米哈里·希斯赞特米哈伊[1]博士认为，能否既专注又放松，并进入能发挥出最佳水平的心流状态，取决于自身水平与任务难度之间的平衡。一项挑战或任务对于完成它的人来说过于简单或是过于艰难，都无法让人进入心流状态。只有**那些稍有难度，但只要专注并努力就能成功的事情，才能让人进入心流状态**（见图 3-9）。

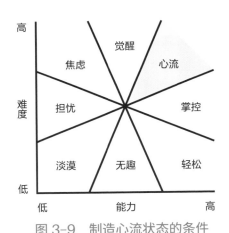

图 3-9　制造心流状态的条件

资料来源：摘自《心流：最优体验心理学》，米哈里·希斯赞特米哈伊著

---

[1] 米哈里·希斯赞特米哈伊，积极心理学奠基人，其著作《创造力：心流与创新心理学》介绍了创新过程中的"心流体验"，总结出创造力产生的运作方式。该书中文简体字版由湛庐引进、浙江人民出版社于 2014 年出版。

希斯赞特米哈伊博士还提出，进入心流状态需要满足以下八个条件。

- 精神高度集中。
- 目标明确，能实时获知进展状况。
- 可以感到时间加速或减慢。
- 对这项挑战的价值有清晰认识。
- 可以在能力范围之内轻车熟路地前行。
- 任务难度和能力水平保持平衡。
- 行为和意识相融合，主观意识消失。
- 能感受到这项任务处于自己的掌控之下。

我认为，这八个条件又可以归为以下三类。

- 目标明确：首先必须明确目标，否则挑战便无从开始。
- 能控制自己的态度和行为：要以怎样的态度，付出多少努力，控制好力量才有助于挑战的成功。

● 享受每一个瞬间：人在焦躁不安的痛苦状态下无法
发挥出好水平。只有愉快而高效地进行挑战，甚至
忘记时间，才能高水平发挥。

学会成长型思维

那么，要怎样才能满足以上三类条件呢？你可以试试学会接下来要介绍的成长型思维。

成长型思维是一种能够实现自主成长的思维方式。想要成为随时都能表现极佳的高水平人才，拥有成长型思维是必须的。

成长型思维能同时锻炼一个人的心理和身体素质，具体来说，它有以下这些效果。

首先，**拥有成长型思维的人在日常生活和工作中，为了提高能力、接近目标，会积极主动地挑战小目标。这些经验日积月累能让人提升自信，让人更加不畏失败，积极迎接更多挑战。另外，自信增长后，也更易将压力转化为成长的动力。**

如此一来，即使面对很多困难，拥有成长型思维的人也能不屈不挠地面对挑战。这类人不易陷入悲观和绝望，他们往往无论何时都沉着冷静，能够建设性地思考问题，并集中注意力去克服困难。

现代人擅长一心多用吗

你认为自己擅长一心多用吗？

之前我问过不少年轻人这个问题，许多人都回答"我很擅长一心多用"。如果追问，他们会说"因为我经常一边刷社交应用，一边浏览感兴趣的网站，一边工作"。

但是，这真的算是擅长一心多用吗？不，这只是单纯的注意力散漫，并不是同时专注于几件事。

要想进入极佳状态，最重要的就是集中注意力，朝着明确的目标努力。在信息爆炸的现代社会中，我们很难集中注意力并达到极佳状态。

所以，生活在这种高度信息化的社会中，就尤其需要有意识地控制自己的行为，及时调整身心，让自己能够专注于应该做的事。

48　如何养成
　　享受挑战的心态？

毋庸置疑，挑战、变化和进步总是伴随着痛苦。为了避免逃避痛苦，我们需要转变自己的思维方式，学会以积极的心态应对挑战、变化和压力，将进步过程中的压力化为动力。

如何将痛苦化为成长的动力？

本书已多次强调，想要前进，就要有明确目标。在朝着目标前进的过程中，我们必定会获得新的知识和技能。学会新知识、新技能所需的时间因人而异，但对于所有人来说，未知和学习都是一种压力。所以说，**成长时刻伴随着痛苦**。

那么，我们应该如何应对这种痛苦呢？许多人会选择放弃，但那只是单纯的本能而已，这种做法并不可取。

更痛苦的是，在艰难前进的过程中，我们可能还被领导、父母或是身边的人指指点点，积极性更受打击。但要是因此就形成遇到痛苦就逃避，或是被他人指指点点就想放弃的习惯，我们就会沦为轻言放弃、一事无成的人了。我们还可能陷入另一种状态，即心里想要放弃却勉强继续，将自己逼至绝境，这也是危及身心的状态。

压力原本的作用是促人行动，但是如果对待压力的方式并不正确或周围环境的负面影响太深，人就会逃避变化，思维固化。这样一来，压力就起不到促人行动的作用，只会折磨身心。

学习新知识、新技能过程中的痛苦，其实可以通过科学的方法去缓解（见图 3-10）。

简单来说，这样的方法可以让我们**以积极的心态对待压力，并将其转化为成长的动力**。虽然可能有一点难度，但是只要你理解并学会成长型思维，就可以实现。

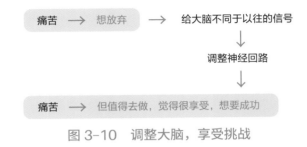

图 3-10　调整大脑，享受挑战

固定型思维与成长型思维

斯坦福大学的卡罗尔·德韦克（Carol Dweck）教授长年致力于研究个人心态与取得成果之间的关系。

她发现，同样是去解答数学难题，有的孩子能快速成长，有的孩子则不然。她想知道这两类孩子有什么区别，便开始了这项针对思维方式的研究。

在研究过程中她发现，**人看待事物的思维方式大致可以分为固定型和成长型两类**。而这正是轻言放弃的人和积极进取的人的不同之处。

下面分别列出了固定型思维与成长型思维的人的常见行为方式与思考倾向。

固定型思维的人

- 相信知识、技能和能力是与生俱来、无法改变的，有逃避挑战的倾向。
- 认为没有天赋的人再努力也没用。
- 面对难题时会想"这怎么解得出来呢"，容易放弃。
- 将得到正确答案视为最大收获，所以在答完题后会感到紧张。
- 答案错误时会感到绝望，觉得羞耻，想逃避。
- 不会复盘错误，所以容易犯同样错误。
- 认为考试成绩就是一切，会在意他人的目光和评价。
- 认为考试成绩预示着自己的未来，如果分数太低前途就一片黑暗。
- 看重成绩、评价等结果。
- 认为自身的努力无法改善状况，一旦失败就前功尽弃。
- 有抗拒新环境的倾向。

　　显而易见，固定型思维的人通常更加重视结果，而不能充分享受成长的过程，遇到失败时更容易陷入一蹶不振。

成长型思维的人

- 相信自己的人生由自己掌控，相信知识、技能和能力可以通过学习和训练提高，有不惧挑战的倾向。

- 面对难题时会想"虽然可能会花不少时间，但没准能解出来"，积极面对挑战。

- 认为不论答案是对是错，竭尽全力才是最大的价值，所以答完题后会感到轻松。

- 如果答案错误，会想知道错在哪里。

- 即便答案正确，也不会认为自己的方法就是唯一解法，会想知道是否有其他解法。

- 答错时会复盘错误，答对时会回顾答案以加深理解，不论答案对错，都会不断思考。

- 会在复盘错误中学习，所以不易犯同样错误。

- 认为考试成绩只代表自己的当前水平，并不能决定将来。就算分数低，未来也能改变。

- 认为过程重于结果，自己的想法重于他人的评价。

- 认为不好的状况不会永远持续。

- 认为人生就是要不断在失败中学习。

- 将失败视为学习的机会，认为正因为在过去的失败中不断学习，才有了如今的自己。
- 有期待新环境的倾向。

由此看来，成长型思维的人更享受成长的过程，能够正视一时的失败，他们更容易从挫折中重拾前进的勇气，不断进步和挑战自我。

49　如何接受事物，
　　就会如何行动

拥有成长型思维的人体内分泌的多巴胺较多，拥有固定型思维的人体内分泌的去甲肾上腺素较多。因此，如果想要维持足够的多巴胺分泌量，就要改变自己的行为方式，积极地践行"接受→吸收→行动"的流程。

多巴胺 vs. 去甲肾上腺素

德韦克教授经过两年的调查发现，成长型思维的孩子在解答数学难题时获得成长的概率，比固定型思维的孩子要高。这个关于成长型思维的研究在斯坦福大学得到进一步印证。

研究人员发现，固定型思维和成长型思维的差异，与多巴胺和去甲肾上腺素的相对含量有关。

多巴胺能激发人的积极性。当我们**确立目标时、一边实现一个个小目标一边前进时、实现目标时、再次确立目标时……多巴胺会在这些时刻为我们制造动力。**

另外，去甲肾上腺素的职责是在实现目标的过程中维持人的思考能力和专注力，如果没有实现目标或追求目标时分泌的多巴胺作为奖赏，去甲肾上腺素就会一直分泌，分泌的时间持续过长，最终就会停止。这时，人就会产生一种未来无望的感受，看不到自己的进步，仿佛对一切都失去了兴趣，无法再享受努力的过程。然后，人的精力就会下降，积极性也会下降，失去对事物的关注，导致情绪低落、思考停滞。

也就是说，**去甲肾上腺素的分泌水平相对较高导致了人的固定型思维。**

我们接受事物的方式决定了我们的行为。从自身状况和周围环境，到别人对我们说的话，以及我们如何接受、消化这些事物，共同决定了我们接下来的行为。

这就是说，**思维决定着我们的外化表现，也影响着未来的成败**（见图 3-11）。

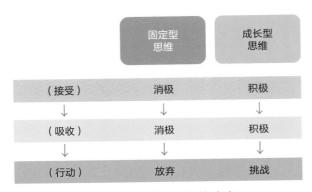

图 3-11　成败由思维决定

50　固定型思维，No！
　　　成长型思维，Yes！

没有人天生就拥有成长型思维，也没有人天生就拥有固定型思维。思维方式是可以凭借意识和行为去主动改变的。

思维并非一成不变

拥有固定型思维和成长型思维的人看待事物的方式截然不同，即使所处环境相同、行动起点相同，这两类人的未来也会大不相同。你认为自己的思维更倾向于哪一种呢？

德韦克教授认为，**我们只要慢慢调整处事方式和看待事物的方**

式，思维方式也能逐渐转变。如果你发现自己更倾向于固定型思维，可能到这里依然会失望地觉得，思维是天生的，没法改变。但没关系，只要从现在开始去尝试就好。**首先你要相信，无论是谁，无论从何时开始，都能将思维转变为成长型。**人的思维由自身的决心、意志和选择决定，这是十分重要的认知（见图 3-12）。

如果你认为自己更倾向于固定型思维，那就从现在开始，去调整自己每一天的选择，慢慢地朝成长型思维转变吧。

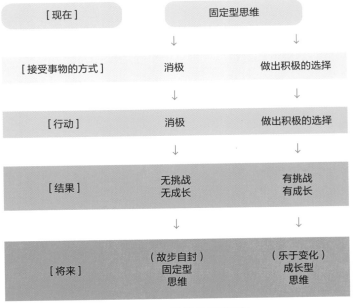

图 3-12　思维可以转变

51 表扬过程，
    还是表扬结果?

作为领导者或家长，何时表扬以及怎么表扬下属或孩子，会极大地影响他们的成长空间。重要的是，在他们取得好结果时，我们要学会表扬通往好结果的过程，而非好结果本身。如果能将这种表扬方式用在自己身上，同样也能提升自己的成长空间。

表扬过程能提升自我肯定感

不论是教育孩子还是管理组织，提升每个人的能力是获得组织成长的关键。而成长型思维就是可以让每个人的能力最大限度发挥的基础。我们作为父母或领导者，对孩子或下属说的每句话都非常重要。当我们教育孩子或领导下属时，在合适的时机说出合适的话，可以促进对方的成长，这本质上也是一种成长型思维。

那么，应该在何时说什么样的话呢？

固定型思维注重结果，成长型思维注重过程。这意味着在教育孩子和领导下属时，**表扬过程中的努力比表扬获得的结果更能助人成长**（见图 3-13）。德韦克教授与哥伦比亚大学共同进行的一项研究佐证了这一观点。

研究人员将一群初一学生分为两组。当这些学生数学考试考得好的时候，研究人员表扬第一组学生获得成果的能力，即表扬结果，表扬第二组学生的努力，即表扬过程。一年之后，**被表扬结果的那一组学生再遇到难题时会倾向于逃避，而被表扬过程的那一组学生再遇到难题时会倾向于直面并解决。**

表扬考出的好成绩，与表扬他们付出的努力看似差不多，但对孩子的影响却完全不同。被表扬付出了努力的孩子，会觉得努力本身才最有价值。**他们会自信地认为，即使是现在做不到的事，只要付出足够的努力，以后一定能做到。**在考试之外的其他事上，他们也会产生好奇心，并努力尝试。这种旺盛的好奇心与积极努力的动力，能够帮助他们的意志与能力得以茁壮成长。

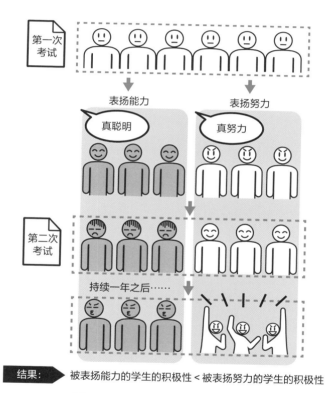

图 3-13 不同表扬对人的影响

根据这次研究，德韦克教授将表扬他人时的方法要点总结如下：

> ## 让人养成成长型思维的表扬方法
>
> ▶ 表扬他们为实现目标制订了计划。
>
> ▶ 表扬他们不懈努力、享受实现目标的过程。
>
> ▶ 表扬他们不放弃的精神。
>
> ▶ 表扬他们的进步，无论大小。

当他人在努力中受挫或失败时，如果总是说"这结果在意料之中啊"之类的话来打击他，是万万不可取的。不过，盲目的表扬同样不可取。

在他人**进展顺利的时候进行表扬最合适。**恰当的表扬方法是表扬对方让事情进展顺利而付出的努力。只要我们能有意识地用这种方法表扬他人，就能让身边的人逐渐产生变化。

此外，不要仅凭结果将人分为三六九等，而要按照努力程度公平地对人进行评价，摒弃令人退步的结果至上主义、成绩至上主义。我们要相信，每个人都有价值和潜力，我们要做的是将其激发出来。

自我激励的方法

读到这里，或许会有一些作为学生、孩子或下属的读者失望地觉得，想要让自己拥有成长型思维，难道只能期盼社会、组织或者上司改变领导方法了吗。其实并不是，通向成长型思维的表扬方法也可以用在自己身上。**既然领导者能用适当的激励来促进下属的成长，那自己也能通过自我表扬来促进自己的成长。**

重要的是，不要执着于结果，而要关注自己付出的努力和经历的过程。我们要明确目标，制订计划，集中精力，不懈努力，享受每一个瞬间。

当然，如果身边的人都是固定型思维，你也可能会担心他们的看法。在某些环境中，还是要做好因自己与众不同而承受孤独的心理准备。

即使困难重重，也要坚持督促自己成长。你要努力成为先驱者，去构建拥有成长型思维的组织乃至社会。社会由人组成，社会中每一个人的变化都可能影响整个社会。

52　成功离不开
yet 思维

　　"还"这个字，意味着实现目标的可能性。"你只是'还'没成功而已""我只是'还'没做到而已"，这样的思维方式能让人积极地朝成功前进。

改变结果的 yet

　　"yet"这个词意为"还"，它预示着一种可能性，也代表着成长型思维。这个词可以组成"还能继续""还能成长"等预示未来可能性的词组。

我在协助受伤痊愈的运动员进行复健时，就经常使用 yet 这个词。对想达成目标的运动员说**"你没有实现目标"与"你'还'没有实现目标"**会产生完全不同的效果（见图 3-14）。

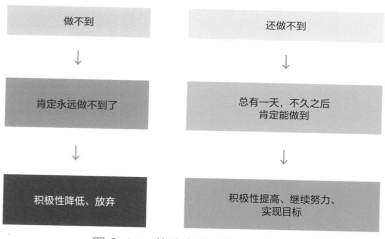

做不到	还做不到
↓	↓
肯定永远做不到了	总有一天，不久之后肯定能做到
↓	↓
积极性降低、放弃	积极性提高、继续努力、实现目标

图 3-14 能改变结果的"还"字

我们只要积极行动、不懈努力，就一定能实现目标。因此，**指导者最重要的工作，就是想方设法提高被指导者的积极性。**而 yet 思维，就是提高积极性的一种有效方法。

yet 思维对自己同样适用，只要你一直想着"我不是做不到，只是现在还没做到而已"，注意力集中，一点点地进步，动力就会越来越强。

　　那么，"还"是否有终点呢？我认为没有。一直想着还没有到达，等到达之后，又想着还能继续，确立新的目标。然后接着一直想着还没有到达，再次到达之后，又再次想着还能继续，再确立更大的目标。

　　对于拥有成长型思维的人来说，这一过程并非无止境的痛苦长跑，对他们来说挑战就是乐趣。**想着还没有到达、还能继续，从而不断挑战自我，如此循环往复，人就能无限成长。**

53　向寻找猎物的
祖先学习

为了抵达终点，我们必须时刻明确自己当前的位置，有时还需要停下脚步思考，自己是否迷失了？前进方式是否合适？不断这样审视自己，我们便可以一步步接近终点。

不清楚现状则无法前进

在看地图赶路的时候，我们往往需要知道自己当前所在的位置，否则就找不到前进的方向。在人生旅途中，我们也需要经常确认自己当前的位置和目的地位置，分析前进路线是否正确。

成长也是如此，把握不准自己的现状是无法朝终点稳步前进的。**有时，我们还会过于冲动，如果只凭一股冲劲闷头前进，不顾路线是否正确，迟早会迷失方向。**

为了避免这种情况，我们就需要进行"开始、暂停、评估、继续"的循环。在成长的路上，这一循环也不可或缺。

人类的祖先这样寻找猎物

"开始、暂停、评估、继续"的循环过程是人类自古传承至今的本能行为，原本只靠神经系统的自主作用就能极其自然地进行。

例如，部落时代的人类出门狩猎食物时，会先想好去何处狩猎，制订计划，然后出发，中途他们会停下脚步，确认自己当前的位置和计划进度，也许还会思考计划是否需要调整，如有必要，就调整计划再继续前进。只有这样做，我们的祖先才能成功捕获猎物。

然而，现代人会受到各种负面压力的干扰，导致本能中的暂停反思能力和判断力得不到发挥。这一现象或许与现代人紊乱的饮食和不健康的生活习惯等问题相关。

偶尔停下来反思并判断方向十分必要，但很多人却被迫不停工作，没有暂停下来进行思考的时间。说得夸张一点，现在很多人做事有种不成功便成仁的劲头，就像在进行残酷的生存竞赛一样。

既然"开始、暂停、评估、继续"的本能失效了，我们就要**凭借意志力有意地停下来思考**。

我们要想顺利前进，就需要先确立目标，然后制订计划，并准确迈出第一步。在前进过程中，即使进展十分顺利，我们也有必要时不时停下脚步进行自我反思。

- 是否偏离了预定路线？
- 中途的小目标是否实现了？
- 当前的任务部署、人员分配、推进方式等是否合理且有效？

暂停脚步，思考以上问题，把握并评估现状后，再继续前进。

人生就是不断重复上述过程的旅途。虽说这似乎不用特意说

明，但如果你可以重新认识这个过程并积极践行，就会有意想不
到的收益（见图 3-15)。

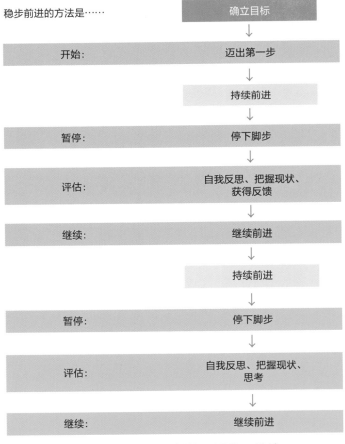

图 3-15　开始、暂停、评估、继续

陷入消极想法时的策略

消极的想法无法避免，人总会有想放弃的时候，这时"暂停、评估、继续"的做法同样有效。消极想法确实会阻碍我们前进，但如果只是告诉自己不要消极，反而会心事重重，加重焦虑，无法放松。

正确的做法是冷静下来，反思自己的不足之处并找寻弥补不足的方法。自我反思，或是询求他人建议等方式，可以让我们获得下一步行动的具体方针，自然就能不再消极了。

54　取得最佳成绩的
三个条件是什么?

　　获得成绩要具备三个条件，首先是相信自己和不懈努力的态度，其次是强健的体魄，最后是过硬的能力。只要具备这三个条件，不论年龄和职业，人人都有可能成为厉害的人。

人人都能成为精英

　　人并非天生就拥有时刻前进、不断挑战、做出成果的能力，但只要有正确的方法，不论是谁都有可能成功。不论上班族还是学生，抑或教育孩子的父母，**人人都有成为精英的潜力**。

在我看来，成为精英的过程离不开如下三个步骤。

- **第一，锻炼心理素质。**自我肯定感高的人，面对难题时也能享受挑战并相信自己，进而不懈努力。锻炼出这样的心理素质，有利于发挥真正的实力。
- **第二，锻炼身体素质。**身体是革命的本钱，没有强健的体魄，就不可能发挥出超强水平。当然，并不是说要练出一身的肌肉，主要是锻炼出可以高效行动的身体。
- **第三，锻炼专业素养。**要针对自己的职业领域，或者目前专注的领域，提升相应的专业能力。

只要做好了第一点和第二点，第三点就水到渠成了。心理和身体状态提升了，学习专业技能就更容易了。

反过来说，如果发现自己技术和能力方面的提升陷入了瓶颈，很可能是心理和身体状态不佳而导致的，此时应该先调整身心状态，再考虑锻炼专业素养。

打造强大身心的方法

▶ 锻炼心理素质

  ▷ 成长型思维（208 ～ 226 页）

  ▷ 正念冥想（191 ～ 197 页）

  ▷ 心理弹性（288 ～ 308 页）

▶ 锻炼身体素质

  ▷ IAP 呼吸锻炼法（246 ～ 266 页）

  ▷ 关节相邻假说（267 ～ 287 页）

  ▷ 提高睡眠质量的日常习惯（104 ～ 131 页）

  ▷ 改善饮食习惯（132 ～ 163 页）

55 什么样的思维能创造出
丰富多彩的社会？

美国硅谷之所以能孕育出许多引领世界的企业，美国经济之所以能在危机后快速重振，背后都少不了能让人享受成长过程的成长型思维。

硅谷人的欢乐

成长型思维作为一种自我管理法，已经被众多硅谷企业用来培养可以自主成长并取得成果的人才。

在斯坦福大学时，我工作的部门与学生及运动员接触较多，因此也曾邀请德韦克教授来进行授课或参与讨论，直接指导我们。常有人说与他人相遇并共度的时间能改变人生，我与德韦克教授共度的时间，正可谓是改变我人生的高光时刻之一。

由于工作性质，我也常与在硅谷工作的人接触。他们总是非常积极向上，甚至让人觉得有些过度乐观。他们的正能量能让我也深受感染、打起精神来。

硅谷企业的员工们**不否定自己也不否定他人，总是在追求新鲜有趣的事物，思考着自己能为改变世界做出怎样的贡献，而且决不让梦想止于梦想，他们会发挥丰富的想象力去思考实现梦想的方法。**

毫不夸张地说，正因有这些硅谷人，硅谷才能诞生出一大批引领世界的创新型企业。

让人享受成长过程的成长型思维已经在硅谷人的心中扎了根，成为了硅谷企业的主要精神内核。

反观日本社会，固定型思维的倾向仍然相当明显。这样的思维方式会限制人们的想象力和行动力，导致社会陷入停滞。

经济迅速重振的根源

德韦克教授的成长型思维理论并非一经发表就广受认可。该理论发表时，美国正处于泡沫经济时期，对于大多数人来说，成长不成长并不是十分迫切的问题。

2003—2004 年，美国经济开始走下坡路。经济萧条首先体现在车流量的减少上。美国人一般都是开车上班，经济恶化迫使企业裁员，道路上的车流量自然也就大幅减少。成长型思维也是在这一时期开始引起关注的。我记得当时在斯坦福大学，成长型思维是大一、大二学生的必修课。

2008 年，雷曼兄弟事件爆发，美国房地产泡沫破裂，经济迅速陷入萧条，并波及了全世界。相信大家也都有印象。但是，在雷曼兄弟事件结束后，美国仅用 3 ~ 4 年就重振了经济。硅谷企业是美国经济重要的一环，也助力美国经济重振，**这种经济迅速重振的现象背后或许也有成长型思维的原因。**

"这种状态不会持续太久""一定会有办法""我们来想办法吧"，这样的心态或许正是重振经济的一大助力。成长型思维理论在经济走下坡路时受到了关注，如今依然扎根于活力四射的硅谷。

> ### 日本经济复苏的召示
>
> 　　日本在 1990 年左右也发生过经济泡沫破裂的危机，并陷入了长达 20 多年的经济萧条。固定型思维的人不会做没有先例的事，无法发挥想象力、挑战新事物、想出新办法。也可以说，就是这种的长期扎根于日本人头脑的思维阻碍了经济的重振。
>
> 　　当然，日本和美国的经济危机情况不尽相同，但同样是国家经济遭受重创，两个国家经济复苏的时长却相差巨大，或许正是面对挑战时的心态差异所致。

固定型思维会阻碍组织成长

　　"为了追求更多可能性""为了进步"，这类辞职理由在硅谷各大企业出现率很高。事实上，在公司待不下去的人通常不是年纪大的人，而是抗拒变化、停滞不前的人。这是硅谷公认的事识。

　　固定型思维会导致思想僵化，使人从不做没有先例的事，这甚至已不仅仅是个人层面的问题。固定型思维的人会形成一个集体，这个集体被固定型思维所禁锢，难以发挥想象力，也不敢挑战新事物，因此难以成长。只是小小的家庭倒还好，但如果企业、地区乃至国家都形成了固定型思维，后果将不堪设想。这也体现出教育的重要性。在前几章介绍过的德韦克教授的实验中，学习成绩受到表扬的那组孩子的成长幅度远低于努力过程受到表扬的那组孩子。这也可以证明，**固定型思维会阻碍组织、社会乃至国家的发展**。

在教育孩子时更重视过程的话，教出来的孩子也会更重视努力的过程而非结果，即使他失败了，也能打起精神继续挑战。这样的思维可以促进个人乃至社会的成长。

不仅是教育孩子，领导下属也是一样。假设我们是领导者，**却只重视结果，过分干涉下属的工作过程，就会让下属丧失积极性**。甚至有可能让下属丧失自信，进入抑郁状态。领导者的职责，就是为下属打开许多扇门，并保证不论哪扇门都能抵达终点，这样才能激发下属的潜力。同时，还要相信下属的能力，给他们合适的任务，促使他们成长。如果做不到这些，组织便难以成长。

56 提升内脏机能的
IAP 呼吸法

IAP 呼吸法需要在呼吸过程中保持腹压，这样做能有效强化我们的腹部内侧肌肉。坚持每天使用 IAP 呼吸法，我们就能提高上半身躯体的力量，从而改善姿势、提高神经传导效率、提升内脏机能、有效抑制腰痛等症状。

稳定躯干，改善姿势

普通的腹式呼吸采取的是吸气时腹部鼓起，呼气时腹部收缩的方式。而 IAP 呼吸法则要求保持腹压，这样做可以强化核心

肌群力量，从而提升上半身的稳定性，还能改善坐立姿势（见图 3-16a）。

　　长期坐办公室的人往往腹肌力量较弱，因此容易驼背。而背部弯曲会压迫到胸部和腹部，导致内脏机能下降。只要适当锻炼腹部的核心肌群，腹部的肌肉就能将身体稳稳地支撑起来。这样不仅防止肋骨外翻，也可以收紧肩胛骨，自然而然地，也会令锁骨张开，肩膀也就正常下沉（见图 3-16b）。

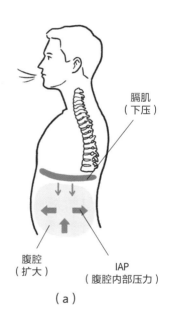

膈肌
（下压）

腹腔
（扩大）

IAP
（腹腔内部压力）

（a）

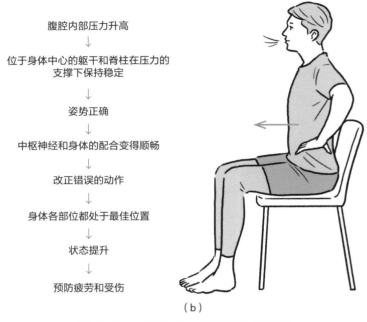

腹腔内部压力升高
↓
位于身体中心的躯干和脊柱在压力的
支撑下保持稳定
↓
姿势正确
↓
中枢神经和身体的配合变得顺畅
↓
改正错误的动作
↓
身体各部位都处于最佳位置
↓
状态提升
↓
预防疲劳和受伤

（b）

图 3-16　使用 IAP 呼吸法改善姿势

使用 IAP 呼吸法改善姿势还能让**神经传导的效率得到提高，呼吸的质量也会提高，血液循环得到促进，腰痛和肩酸的概率降低，还能使消化吸收等内脏机能得到改善。**

身体内部的机能得到了改善，人的身心状态自然提升，也不容易疲劳和受伤，这就是使用 IAP 呼吸法的益处。

不再复发的腰痛

我指导过的斯坦福大学运动员中有许多通过坚持 IAP 呼吸法而提高个人表现的例子。

例如，2016—2017 年，我在斯坦福大学棒球队任教的时候，指导过一位名叫尼可·霍纳的游击手和一位名叫克里斯·布比奇的投手。这两人都不是靠体育保送上的斯坦福大学，而是靠学习成绩考进来的。

作为内野手 ① 的霍纳从高中开始就经常腰痛，大一期间几乎无法上场比赛；作为投手的布比奇也饱受腰痛折磨，因此他的球速和控球力都远远无法达到先发轮值投手 ② 标准。在他们大二那年，我开始指导棒球队，两人都告诉我他们在大一时因为腰痛几乎无法上场比赛。

我对包括他们在内所有深受腰痛困扰的运动员进行了指导。方法是在 9 月至 11 月的秋季训练中引入 IAP 呼吸法，着重对他们的躯干力量进行锻炼。在秋季训练期间，他们找到了适合自己

① 一、二、三垒手和游击手都是内野手。——编者注
② 棒球比赛日程紧凑，各球队都会安排状态稳定的主力投手轮流首发，即为先发轮值投手。——编者注

的呼吸法，并坚持了下去。

将呼吸法作为习惯之后，他们的睡眠质量逐渐得到改善。同时，他们在比赛前会使用呼吸法让自己冷静下来。更可喜的是，他们两人的腰痛直到毕业都没有复发。

这是因为呼吸法可以锻炼核心肌群，让运动员在运动时躯干保持稳定。以挥棒击球的动作为例，如果运动员核心肌群强而有力，那么在做扭转身体这个动作时，腰椎就较为稳定，胸椎也更灵活，腰椎也就不至于超负荷运动。

或许有人在健身房做过负重训练。在进行硬拉 ① 这类对腰部负担较大的运动时，可以在保持正确姿势的同时，像 IAP 呼吸法中那样保持着腹压举起重物。

替补成了一流职业棒球手

上面所说的两位运动员升上大三后，我离开棒球队去了游泳队。霍纳在大二时就成了主力队员，直到毕业他都保持着 30%

---

① 屈膝半蹲后，一边缓缓站直一边将杠铃从地面上提起的运动。——编者注

以上的优秀打击率；而布比奇在大二时就成了开幕投手 ①，直到毕业他都一直担任着轮值组投手。

他们在毕业那年，都在选秀中被首先选中，霍纳加入了芝加哥小熊队，布比奇加入了堪萨斯城皇家队。

此后，两人依旧每天坚持使用呼吸法。或许正因为如此，霍纳在进入美国职业棒球小联盟后，仅用了 15 个月便升入美国职业棒球大联盟；布比奇在进入小联盟的第二年便被选为小联盟最佳球员，仅用了 25 个月就成为了大联盟的轮值组投手。

而我在进入游泳队之后，更切身地感受到了呼吸法改善腰痛的绝佳效果——我又用呼吸法改善了蝶泳和蛙泳运动员的腰痛。

我刚来游泳队的三四周里，差不多每天都有运动员来找我治疗腰痛。渐渐地，腰痛的人越来越少，到了赛季中段，几乎再没有因为腰痛来找我的运动员了。

---

① 一个赛季中第一场比赛的首发投手，一般为球队的代表性投手。——编者注

57　IAP 呼吸锻炼法
让身体更强壮

平时不怎么运动的人如果突然剧烈运动，就会有受伤的
风险。如果学会使用 IAP 呼吸锻炼法，即使没有运动习惯的
人也不用担心突然运动而受伤了。这种方法主要是以呼吸为
基础，配合以合适强度的锻炼，从而帮助你锻炼出维持健康
所需的肌肉。

从少许负荷开始

基本的 IAP 呼吸法我已经在上一部分介绍过了，接下来将介

绍使身体更强壮的 IAP 呼吸锻炼法。

与我平日里经常接触的运动员们不同，普通人可能不经常做运动。不太运动的人如果一时兴起开始做深蹲或是跑到健身房去做负重训练，反而可能受伤。实际上，如果没有足够强壮的身体作为基础，高强度的锻炼是不会有效果的。

当然，IAP 呼吸锻炼法并非高强度锻炼，它还是以吸气时让膈肌下压，同时增加腹压的呼吸方式为基础。

这种方法可以让普通人在能轻松承受的范围内，适度施加负荷，从而锻炼核心肌群。只要长期坚持，不论是谁都能明显感受到效果。

从某种意义上说，IAP 呼吸锻炼法可以减少因没有锻炼基础或过度锻炼而造成的伤害。

用呼吸缓解赛前紧张

IAP 呼吸锻炼法以呼吸为基础，因此不仅具有锻炼肌肉的效果，还可以放松身心。

我在指导斯坦福大学棒球队的时候，会让赛前紧张的运动员利用平衡球进行 IAP 呼吸锻炼法。如今在游泳队，我也经常指导运动员们使用这种方法。

具体步骤是：背靠着平衡球，将球抵在墙上，两边手肘贴在球的左右边，呼气时两边手肘用力将球往上挤，或者转动身体让一只手离开球。

在即将上场比赛时，有不少运动员会因为紧张而身体僵硬、呼吸困难。这个方法可以帮助他们快速放松身体，让呼吸顺畅。适度缓解紧张后再上场击球或投球，运动员的发挥会更好。

58 跟我练 1
调整骨盆前倾、改善体态

许多现代人有骨盆前倾的不良习惯，这种姿势会对腰部造成负担，导致腰痛。本节介绍的 IAP 呼吸锻炼法可以预防肋骨外翻，同时令肩胛骨下沉，腰椎挺直，这样一来骨盆前倾的姿态也可以得到改善。

骨盆过度前倾的危害

如今，很多人都有肋骨外翻、骨盆过度前倾的不良姿态，这种姿势容易导致腰痛。

以下介绍的 IAP 呼吸锻炼法需要**仰面躺下，在呼气时肋骨向下用力。**这样自然就能感受到肩胛骨下沉，腰椎伸直。腰椎伸直后，骨盆也会呈现略微后倾的状态。因此，长期锻炼这种呼吸法可以逐渐改善骨盆前倾的姿势（见图 3-17）。

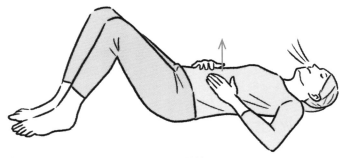

①仰面躺下，双手放在肋骨上，双腿屈膝撑起。
②花 5 秒时间缓慢吸气，鼓起腹部，提升腹压。
③用鼻子呼气 5 秒，尽可能保持腹部压力，肋骨向下用力。
④重复②③ 6 次，共计 1 分钟。

图 3-17　改善骨盆前倾姿势的锻炼法

肋骨向下用力到能感受到肩胛骨自然下沉，腰椎自然伸直即可。

59 跟我练 2
稳定躯干、提升核心肌群

以匍匐姿势进行的锻炼通常并没有锻炼核心肌群的效果，但本节介绍的 IAP 呼吸锻炼法可以让你在保持腹压的状态下呼气，锻炼到核心肌群，从而有效地稳定躯干。

保持腹压是关键

常见的匍匐锻炼几乎很少与腹压相关。**但要想锻炼核心肌群，就必须保持腹压**。以下 IAP 呼吸锻炼法或许很多人连 30 秒都难以保持，但这正是核心肌群得到锻炼的证据（见图 3-18）。

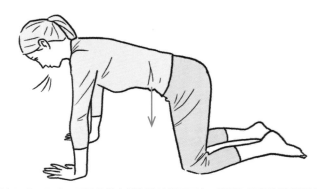

①双手撑在双肩正下方，两边膝盖支撑在髋关节正下方，胳膊和膝盖均垂直于地面，呈爬行姿势，脚背贴着地面，脊骨与地面平行。
②花 5 秒时间用鼻子缓慢吸气，并鼓起腹部。
③保持腹压，肋骨向下用力，用鼻子呼气 5 秒。

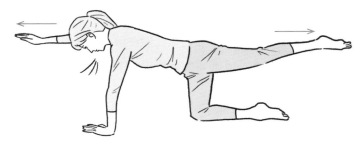

④呼气的同时，首先缓缓抬起右手，然后在下一次呼吸循环中呼气的同时缓缓抬起左腿并伸直。保持这个姿势，用鼻子吸气 5 秒，再用 5 秒呼气。呼吸三次后缓缓放下手和腿。
⑤重复②③，同时抬起左手和右腿进行④。
⑥左右交替进行三组。

图 3-18　稳定躯干的锻炼法

如果觉得同时抬起手和腿有难度，可以先不抬腿，只将左右手交替抬起再放下，每次 5 秒。熟练之后可以不抬手只抬腿。

60　跟我练 3
盯着电脑久坐后，做这个动作

久坐会导致我们身体前侧的肌肉紧张，站姿恶化。站姿恶化会进一步导致走路的姿势不良，引发腰痛和膝盖痛。人们常说的 O 形腿、X 形腿实质上是膝内翻和外翻，也多是站姿恶化导致行走质量低下而引发的不良体态。

始于久坐的连锁疼痛

如果我们久坐不起身活动，身体内的血液循环就容易恶化，从而影响健康。

不过，从专业角度来看，**久坐最大的危害是会导致站姿恶化，并进一步导致行走姿势出现问题，引发身体的疼痛。**

久坐时，我们的上半身容易出现驼背、肩内扣等不良姿势，翘腿也容易影响骨盆的中立，日常中的两种不良体态可以参考图 3-19。

此外，我们处于坐姿状态时，骨盆与大腿几乎呈直角。因此，久坐会让我们骨盆内侧的肌肉，如髂肌和腰大肌以及大腿前侧的肌肉，如股四头肌，长时间处于收缩状态。

当我们站起后，这些肌肉无法很快充分伸展，也就导致了上半身前倾的情况。但上半身前倾时无法行走，所以我们又会挺起胸来纠正姿势。

这就让人容易形成一种腰部前倾、胸部却挺起的体态，这种不良体态会造成骨盆前倾，增加腰部的负担。

如果我们长期以这种不良的姿势行走，就会形成 O 形腿，也就是膝盖和脚尖朝外，行走方向却朝前的姿势，这种姿势在脚着地的瞬间会对膝盖造成额外负担。

而一个人如果为了矫正张开的膝盖，在膝盖外翻的状态下试图将腿并拢，又会形成 X 形腿，这种现象常见于女性。改善以上问题的方法可以参考图 3-20。

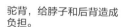　**背靠在椅背上的坐姿**

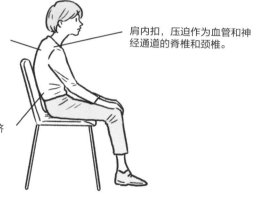

驼背，给脖子和后背造成负担。

肩内扣，压迫作为血管和神经通道的脊椎和颈椎。

内脏的重量会压在腰部，挤压胸腔，导致情绪不佳。

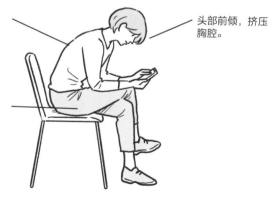　**以翘腿弓背的状态俯身看手机**

驼背，导致脊椎歪斜。

头部前倾，挤压胸腔。

翘腿导致骨盆歪斜。

图 3-19　常见的两种久坐体态

① 双腿张开坐在地上，弯曲右腿。
用右手或右侧肘关节撑在身体
右侧的地面，抬起臀部。
*如果觉得膝盖撑在地板上很痛，
可以在膝盖下垫一个垫子。

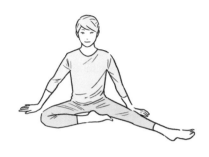

② 吸气 5 秒，保持腹压，呼气 5
秒，左脚紧贴地面，左手伸向
头顶的延长线。再次吸气 5 秒，
左手暂时放松，保持腹压，呼
气 5 秒，同时左手伸向头顶的
延长线。重复 3 ～ 5 次。
*感受侧腹部的拉伸感，注意骨
盆不要前倾。
*能感觉到下巴回收、脖子拉伸
更好。
*秒数可以不必太精确，与呼吸
同步进行即可。

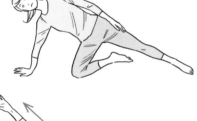

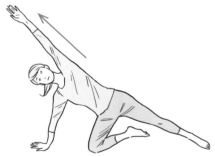

③ 换一个方向，重复②。

图 3-20　提高行走质量的锻炼法

61 跟我练 4
消除脖子和肩膀酸痛

久坐办公室的人很可能存在胸廓狭窄的问题，导致呼吸质量下降。本章介绍的 IAP 呼吸锻炼法的姿势是一边伸长脖子，一边张开肩胛骨，可以帮助你预防并消除脖子和肩膀的酸痛。

模仿乌龟的姿势

经常坐办公室的人尤其容易驼背，驼背会导致胸廓狭窄，呼吸困难。

本节介绍的锻炼法需要你用手肘和手腕推压地面，拱起后背，在这种状态下大幅度张开肩胛骨，同时进行 IAP 呼吸训练。结束后便能立刻感觉到**背挺直了，视线变高了，胸廓也自然张开，呼吸改善了。**另外，这种方法还能让紧张的脖子伸长，改善脖子和肩膀酸痛（见图 3-21）。

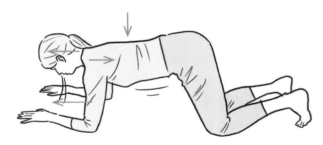

①四肢撑地，两边手肘垂直弯曲，脸朝下。两侧膝盖垂直弯曲，置于髋关节正下方，脚尖撑地。
②吸气 5 秒，手腕、手肘、膝盖推压地面，后背拱起。
 *注意力集中在心窝正后方的背上。
③后背拱起后，保持髋关节和膝盖的角度，一边呼气一边让上半身稍微向臀部方向移动。
 *保持手向前、肩膀向后的感觉。模仿乌龟，将脖子向前伸出，有意识地伸直后背。
④保持③的姿势，吸气 5 秒，再呼气 5 秒。重复 6 次。
 *锻炼结束后站起身时，能感觉到视线变高就说明做对了。

图 3-21　改善肩颈酸痛的锻炼法

62　跟我练 5
塑造强大的臀部发动机

臀部肌肉与坐、立、走、跑、停止、转向等所有下半身的动作都有关联。适度锻炼臀部肌肉，能帮助我们打造灵活自如的身体。

臀部对所有人都很重要

许多坐办公室的人会有坐得太久感到屁股痛的烦恼。这个问题的本质并非屁股肌肉酸痛，而在于久坐导致的臀部肌肉衰退。

说到臀部肌肉，很多人可能会联想到女性杂志上经常出现的

"美臀"一词，于是男性读者就觉得和自己无关，其实臀部肌肉对所有人来说都很重要。这是因为我们臀部的肌肉与日常中坐、立、走、跑、停止、转向等许多身体的动作都有关联（见本章后续训练图）。

臀部与大腿、小腿一样，支撑着我们的身体。从这个意义上来说，**臀部可以说是"身体的发动机"**（见图 3-22）。臀部肌肉衰退就等于"身体发动机"的退化，意味着身体的灵活性变差了。

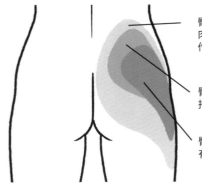

臀大肌：包裹髋关节、支撑骨盆的肌肉，与站立、行走和维持姿势等日常动作有关。

臀中肌：位于臀大肌深面的肌肉，有维持髋关节和骨盆稳定的作用。

臀小肌：位于臀中肌深面的深层肌肉，有辅助臀中肌的作用。

图 3-22　臀部肌肉的作用

下面将介绍多个锻炼臀部的方法。如图 3-23 至图 3-26 所示。

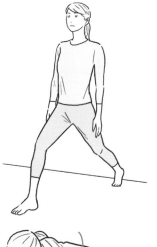

① 左脚脚跟贴在墙上，右脚向前迈出一步，右侧膝盖保持 20° 弯曲。

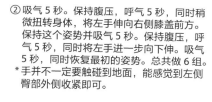

② 吸气 5 秒。保持腹压，呼气 5 秒，同时稍微扭转身体，将左手伸向右侧膝盖前方。保持这个姿势并吸气 5 秒。保持腹压，呼气 5 秒，同时将左手进一步向下伸。吸气 5 秒，同时恢复最初的姿势。总共做 6 组。
＊手并不一定要触碰到地面，能感觉到左侧臀部外侧收紧即可。

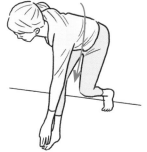

③ 交换双脚，重复①②。

图 3-23　臀部肌肉锻炼法一

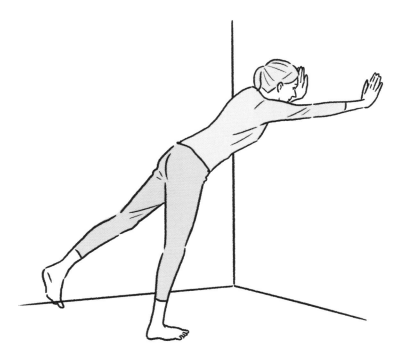

① 双手抬至与肩同高，撑在墙上。
② 抬起左腿，用鼻子吸气 5 秒。

（a）

图 3-24　臀部肌肉锻炼法二

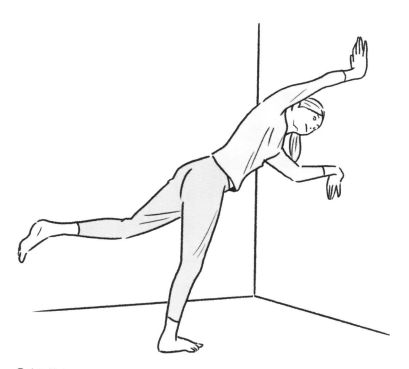

③右腿站稳，保持腹压，呼气 5 秒，左手贴着墙壁移动至右手下方，上半身稍微朝右侧扭转。吸气 5 秒，同时将左手移回原来的位置。

（b）

图 3-24　臀部肌肉锻炼法二

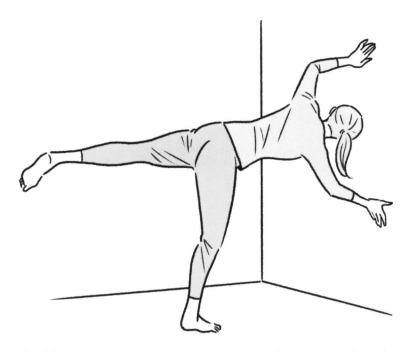

④再次保持腹压，呼气5秒，同时右手贴着墙壁移动至左手下方。吸气5秒，同时
  右手移动回原来的位置。左右交替做3组。
 *能感受到支撑腿一侧的臀部肌肉紧张即可。
⑤交换双腿，重复②③④。

(c)

图3-24　臀部肌肉锻炼法二

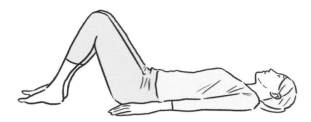

① 仰面躺下，两侧膝盖垂直弯曲。

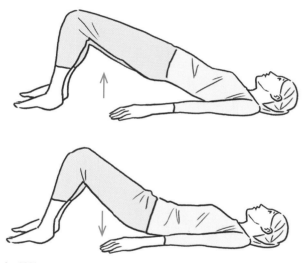

② 想象耻骨被拉起，缓缓提起臀部，感受到腹股沟伸展开，然后将臀部降至贴近地面的位置。重复 10 次。
＊注意不要提臀过度导致腰部前挺。
＊理想的提臀高度是膝盖与下腹部呈直线，但初次尝试时提到力所能及的高度即可。
＊感受到臀部紧张就对了！

图 3-25　臀部肌肉锻炼法三

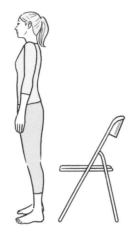

① 挺直后背，站在椅子前方约半步远处。

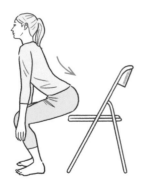

② 充分弯折髋关节，以坐在椅子上的感觉将臀部缓缓
向下移动，稍微触碰椅子之后缓缓站起。初次尝试
时可重复四五次，最终目标是重复 8 ～ 10 次，做
2 组。

* 注意不要离椅子太远，导致一屁股坐在地上。
* 注意膝盖保持在脚尖后方。
* 感受到臀部紧张就对了！

图 3-26　臀部肌肉锻炼法四

63　跟我练 6　动不动就疼？
先检查关节灵活度

人体的主要关节可按功能分为两类，分别为灵活度高的活动关节和稳定度高的稳定关节。当活动关节的灵活度降低，稳定关节的稳定度降低时，腰部和膝盖等部位就容易感到疼痛。

活动关节和稳定关节的构造

或许有读者已经开始或即将开始自己的运动计划。这非常好，但为了避免突然运动伤到身体，在此我也得对关节的相关知识进行介绍。

　　无论你要进行的是锻炼肌肉的高强度运动，还是瑜伽、普拉提、拉伸等以改善状态为目的的舒缓型运动，抑或是步行、慢跑等有氧运动，学习关节与肌肉的相关知识都十分重要，让我们先来介绍人体的关节。

　　人体的关节结构，是由负责活动身体的活动关节和负责稳定身体的稳定关节交替构成的。这种从关节角度分析人体构造的理论被称为**"关节相邻假说"**[1]。

　　让我们从下往上观察人体。

　　首先，支撑身体的脚部的关节是稳定关节，往上的踝关节是活动关节，膝盖是稳定关节，髋关节是活动关节，腰部关节如腰椎、骶骨、骨盆等均是稳定关节，胸椎是活动关节，肩胛胸壁关节[2]是稳定关节，肩关节是活动关节，下颈椎是稳定关节，上颈椎是活动关节（见图 3-27）。

---

[1] 原文为 Joint-By-Joint AppToach，可译为"关节交互理论"，将关节分为稳定（Stability）和活动（Mobility）两种。——编者注
[2] 肩胛胸壁关节并非实际的关节，而是肩胛骨与胸廓侧后壁的一个连接点。——编者注

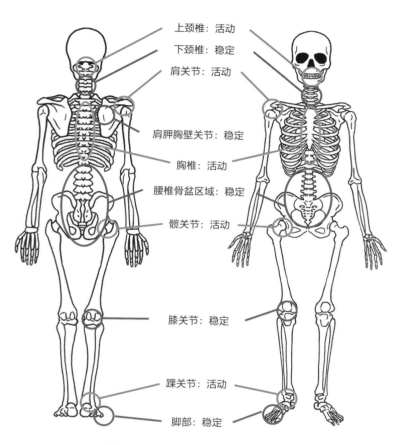

上颈椎：活动
下颈椎：稳定
肩关节：活动
肩胛胸壁关节：稳定
胸椎：活动
腰椎骨盆区域：稳定
髋关节：活动
膝关节：稳定
踝关节：活动
脚部：稳定

图 3-27　人体两种关节的分布

检查脚踝和髋关节灵活度

只要活动关节能灵活地活动，稳定关节能稳定地活动，身体就能轻松地完成起身、行走、奔跑、弯腰、下蹲等动作，不易感到疼痛。反过来说，**此刻感到腰痛或膝盖痛的人，只要提高活动关节的灵活度，同时让稳定关节能稳定下来，就能有效缓解疼痛。**

因此，首先来检查一下自己的关节状况吧。这里我们以脚踝和髋关节的灵活度为基准（见图 3-28 和图 3-29）。

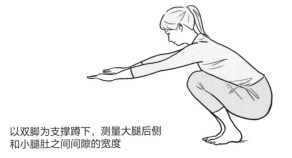

以双脚为支撑蹲下，测量大腿后侧和小腿肚之间间隙的宽度

检查
→ 小于 1 个拳头 = 脚踝的灵活度和小腿肚的柔软度较高
→ 大于 1.5 个拳头 = 脚踝的灵活度和小腿肚的柔软度较低

图 3-28　检查脚踝的灵活度

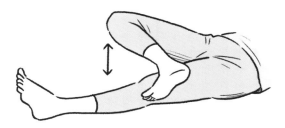

仰面躺下，将一条腿搭在另一条腿的大腿根部，测量膝盖和地面的间隙宽度

检查

→ 小于 1 个拳头 = 髋关节灵活度较高
→ 大于 1.5 个拳头 = 髋关节的灵活度有点低
→ 大于 2 个拳头 = 髋关节的灵活度较低

图 3-29　检查髋关节的灵活度

你的检查结果如何呢？在这两个自我检查中发现自己关节灵活度较低的人，就更容易或者已经有了腰痛和膝盖痛。当然，灵活度较高的人也不能大意。

总而言之，让活动关节和稳定关节正常发挥作用对我们来说十分重要。接下来，我将为大家介绍基于关节相邻假说的锻炼法。为了打造更灵活自如的身体，建议大家试一试。

64　为什么现代人容易
腰痛和膝盖痛?

　　关节痛的原因通常是活动关节不够灵活,而稳定关节又不够稳定。因此提高胸椎、髋关节、踝关节的灵活度可以帮助我们改善腰痛和膝盖痛。

关注疼痛部位附近的关节

　　当人出现关节疼痛时会活动不便,运动起来吃力,而且还影响心情,因此不能忽视。

　　例如,如果你想要捡起掉在地上的东西,那么就需要弯曲踝关节和髋关节，但如果踝关节和髋关节不够灵活，就只能弯腰俯身去捡，就会对腰部造成较大负担，并且容易闪着腰，这就是活动关节灵活度降低所导致的典型病症之一。哪怕去看了医生，就医后治好了腰痛，却总是再次发作，也是因为踝关节和髋关节的灵活度没有改善而导致的（见图 3-30）。

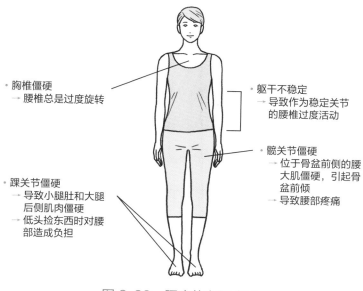

图 3-30　腰痛的主要成因

膝盖痛也是同样，如果**踝关节和髋关节的灵活度降低，足关节不够稳定，就容易导致膝盖痛。**

行走也是一样。行走是通过活动髋关节来实现"膝盖和脚抬起 — 弯曲脚踝，脚后跟着地，然后整只脚踩在地上 — 松开脚踝，用脚尖蹬地"这一系列复合动作的循环。

但是，如果踝关节和髋关节不够灵活，足关节不够稳定，人就无法稳定地活动膝盖，导致行走时膝盖内扣，身体不稳，给膝盖造成额外负担，诱发膝盖疼痛。

也就是说，**要想预防和消除关节痛，就必须让自己的活动关节保持灵活，稳定关节保持稳定。**这样一来，无论什么年龄的人身体都能自如地运动。

65　跟我练 7
让胸椎更灵活

前文提到，要想预防和消除腰痛，就需要我们提高胸椎、髋关节、踝关节的灵活性，并提高腰椎的稳定度。本节将为大家介绍两种能提高胸椎灵活性的锻炼法。

活动容易僵硬的胸部

腰部作为我们身体的枢纽，维持它的稳定度对于健康极其重要，只要坚持使用锻炼核心肌群的 IAP 呼吸法，我们就可以提升其稳定度。

以下介绍两种提高胸椎灵活度的锻炼法（见图 3-31 和图 3-32）。

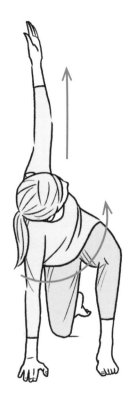

① 右膝跪地，用左脚和右手支撑身体。
② 左手伸向天花板，同时缓缓向左旋转身体。
③ 眼睛盯紧左手，旋转头部。
④ 交换双脚，重复①～③。

图 3-31　提高胸椎灵活度的锻炼法一

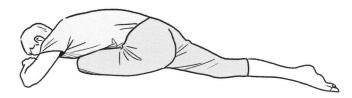

①左腿弯曲坐在地上。身体向前倒伏，两侧手肘贴住地面，右腿伸直。

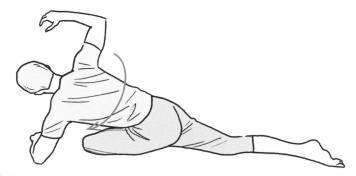

②鼻子吸气，左侧手肘支撑身体，一边呼气一边缓缓旋转上半身，转到转不动
　为止。然后用鼻子吸气 5 秒，再呼气 5 秒，同时缓缓将上半身恢复原状。重
　复 6 次。
　＊旋转时不要勉强，不要转到出现痛感。
③交换双脚，重复①②。

图 3-32　提高胸椎灵活度的锻炼法二

66 跟我练 8
提高髋关节灵活度

　　上一章的锻炼法可以帮助我们预防或消除腰痛和膝盖痛。而髋关节的灵活度则与臀部肌肉密切相关，如果我们结束锻炼后感觉髋关节变灵活了或者臀部肌肉紧张了，就说明锻炼起效了。

用锻炼臀部来预防膝盖痛

　　髋关节的灵活度与臀大肌、臀中肌密切相关。在我们行走的过程中，脚落地时，臀部肌肉会正常收缩来使膝盖保持笔直略向外偏的状态。如果臀部肌肉力量弱，无法正常收缩，那么脚着地时膝盖就可能会内扣，膝盖就会承受额外负担而产生疼痛感。因此，只要保证臀部肌肉在行走时正常发挥作用，就能扩大髋关节的活动范围，从而提高的稳定性膝盖，降低膝盖痛发生的风险。

　　髋关节的灵活度还会影响腰部的状态，因此使用这个锻炼法还能帮助我们预防或消除腰痛（见图 3-33）。

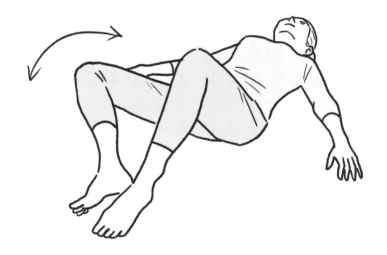

①仰面躺下，两侧膝盖弯曲 90°。

（a）

图 3-33　提高髋关节灵活度的锻炼法

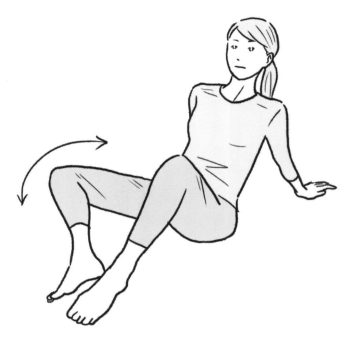

②模仿雨刮器的动作，将右侧膝盖缓缓打开再复原，然后将左侧膝盖缓缓打开再复原。重复 30 秒。

（b）

图 3-33　提高髋关节灵活度的锻炼法

仰面躺下的动作熟练后，可以将上半身抬起 45°，两手撑在身后，这样锻炼效果会更好。

67　跟我练 9
从脚开始，提高行走质量

　　本章将介绍提高踝关节灵活度的锻炼法和提高足关节稳定度的锻炼法，它们主要可以让脚踝在脚尖蹬地时的运动保持灵活，脚着地时步伐更加稳定，从而稳定地行走，减小对膝盖的负担。

是什么决定了行走质量

　　想要从根本上解决膝盖痛，就需要稳定足关节并提高踝关节和髋关节的灵活度。前文已经介绍了提高髋关节灵活度的方法，下面将介绍提高足关节稳定度和提高踝关节灵活度的锻炼法。

足关节和踝关节的状态决定了我们的行走质量，只要让这些关节正常运转，我们就能稳稳地踩住地面，灵活地迈步前行（见图 3-34 至图 3-38)。

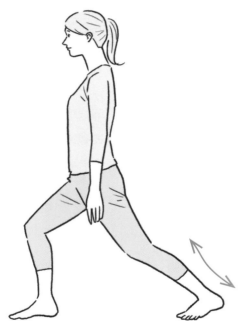

①挺直背站立。一只脚后退，一边数"1、2、3"一边有节奏地前后移动身体，伸展
　跟腱。
②交换双脚，重复①的动作。

图 3-34　提高踝关节灵活度的锻炼法一

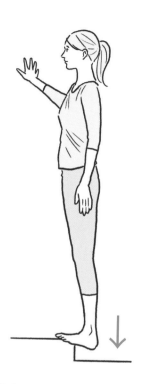

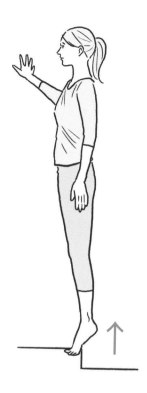

①找一处低矮的台阶，用双脚的
前脚掌站在台阶边缘，单手扶
墙保持平衡。

②挺直背，将脚跟下压，贴近台阶
下的地面。感到跟腱和小腿肚有
拉扯感时，就抬起脚跟，踮起脚
尖。以上动作重复 8 ～ 10 次。

图 3-35　提高踝关节灵活度的锻炼法二

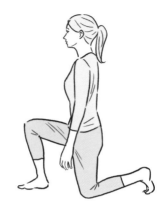

①挺直背，单膝跪地，双脚脚尖贴住地面。
②将未跪地的那条腿置于身体前侧，膝盖 90°弯曲，双手放在大腿上。

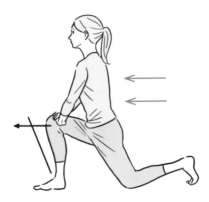

③以双手推动大腿的感觉推着身体向前倾倒。重复 10 次。
④交换双腿，重复上述动作。

图 3-36　提高踝关节灵活度的锻炼法三

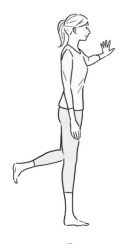

①左手扶墙，挺直后背站立，左脚向后抬起。右侧膝盖朝正前方弯曲再伸直，重复 5 次。

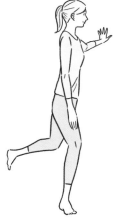

②右脚向外打开约 20°，右侧膝盖朝正前方弯曲再伸直，重复 5 次。

（a）

图 3-37　提高踝关节灵活度的锻炼法四

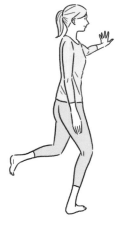

③ 右脚向内合拢约 20°，右侧膝盖朝正前方弯曲再伸直，重复 5 次。

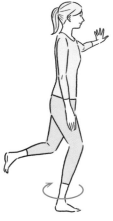

④ 将右脚转回原位，然后转动右脚踝，顺时针和逆时针各 5 圈。

⑤ 交换双腿，重复①～④。

（b）

图 3-37　提高踝关节灵活度的锻炼法四

膝关节是稳定关节，因此动作要缓，不要用力过猛。

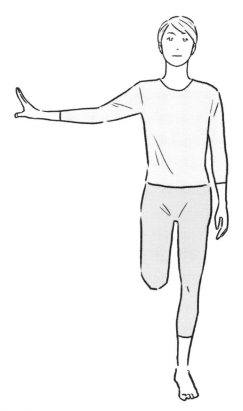

①单手扶墙，挺直后背站立。
②保持单脚站立 10 秒。
③身体平衡后，松开扶墙的手，有节奏地将膝盖弯曲至约 20°再伸直，重复 25 次。
④交换双腿，重复①～③。

图 3-38　提高足关节稳定度的锻炼法

68　心绪不宁干劲全无？
这样做就对了

当我们情绪波动时，脑内会分泌什么物质呢？前文曾提到，心烦意乱、焦躁不安等情绪是因为去甲肾上腺素分泌，其他情绪背后也有相应的物质。只要我们学会用脑科学来解释自身的情绪，就能客观地认识自己，想出办法缓解负面情绪。

用脑科学看待情绪波动

当人焦躁不安时，容易干劲全无。但如果我们知道了焦躁不安的情绪是如何产生的，也就能找到应对方法了。总而言之，知道原因，就能制定对策。

人体的各项机能均由激素和脑内神经递质控制，情绪波动也同样由这些化学物质决定。因此，**要想理解并控制情绪这种看不见摸不着的东西，最好的办法就是从脑科学的角度对情绪波动进行分析。**人脑的构造极其复杂，我在本书无法详尽介绍，但可以向你大致介绍焦躁不安的主因，从而对控制情绪起到很大帮助。

简单来说，**心烦意乱、焦躁不安等情绪是由去甲肾上腺素引起的。**去甲肾上腺素可以让人持续思考和判断。此外，有一种叫作乙酰胆碱的神经递质的功能与去甲肾上腺素相似，其作用是让人找到需要思考的事物并专注思考。

避免干劲全无的方法

如果我们突然被分派了一项意义不明的工作，或者在目的不明确的情况下开始做某件事，可能会感到毫无动力。在这种情况下，去甲肾上腺素的分泌量会相对高于多巴胺。正是因为"必须动手却不知从何下手""必须思考却毫无干劲"，所以才会动力低下，心烦意乱、焦躁不安。

　　只要懂了这些科学知识，我们就不会轻易被情绪摆布，能更客观地审视自己的状态，此外，我们也可以利用正念冥想或瑜伽休息术来平复自己的焦虑情绪。

　　前文提过，肾上腺素和去甲肾上腺素的分泌会因疲劳停止，人等于就进入了燃烧殆尽的状态，既没有动力，也不想思考。假设有一个饱受上司欺压、同事欺凌的上班族，他工作毫无积极性，但每天还是勉强拖着沉重的脚步到公司上班。直到有一天，他连走出家门的动力都没有了。这就是说他陷入了肾上腺素和去甲肾上腺素都无法充足分泌的状态。

　　有一些日常习惯可以帮助我们预防这种状况的发生。在此，我向大家推荐三个方法。

避免干劲全无的三个习惯

▶ 和亲密或尊敬的人说话。

▷ 与关心自己的人分享烦恼和忧虑，以此来缓解孤独。身处集体中，人体会因感到安心而分泌血清素，情绪得到缓解。

▷ 让自己记得感谢和关心他人。

> ▶ 将每天发现、学到的新知识以及他人说的话记
>   录下来。
>   ▷ 使人关心身边的事物，客观地审视自己。
>   ▷ 预防压力导致的视野狭隘。
> ▶ 使用正念冥想等方法，直面自己的内在。
>   ▷ 能明确自己真正想要或不想要的事。
>   ▷ 避免被卷入无意义的纷争和竞争。

第一，和通情达理且自己喜欢、尊重的人对话，能提高沟通能力。 安下心来对人敞开心扉，能提升人在社会中的归属感，这一点十分重要。另外，压力会让人的视野变狭隘，从而忘记感谢和关心他人。但只要我们常常和他人交流，不断提升自己的沟通能力，就能感觉自己受到了许多人的帮助，从而记得感恩他人。

如果当前你所处的环境不利于实现以上这一点，比如没有值得尊敬的上司或亲密的人，那么也可以考虑换一个环境。不安和恐惧会让人的大脑效率低下。不安和恐惧的情绪原本是人类为了保护自己而在基因里携带的，自远古时期就存在，因此强行克制不安和恐惧并非上策。真正能战胜不安和恐惧的方法是鼓起勇气向前行进。当然，这绝非易事，但为了自身的成长，为了更好的生活，请尽可能离开当前的环境。

第二，随身携带笔记本，将每天发现和学到的新知识记录下来。这里所说的并不是写日记，而是将自己的感受和发现，以及他人说的有智慧的话记录下来，加深记忆。

只专注于一件事乃至屏蔽身边其他一切事物的干挠，的确是能做出成果的绝佳状态；但如果是压力导致的视野狭隘，则对身心并无益处。记笔记能让人细心观察身边的事物，客观地审视自身。这种习惯能让人感到自己与身边的事物紧密相连，可以预防压力导致的视野狭窄。

第三，认清自己。之所以说认清自己很重要，是因为专注状态是可以自己控制的，但相比之下，状态波动后想要重新开始专注却很难控制，需要一定的技巧。下面以体育运动为例子进行说明。

体育界十分讲究"活在当下"。因为心态会大幅影响发挥，所以运动员会有意在比赛前提高专注力。但在真正的比赛中，竞争对手会从精神上对运动员施压，或者诱发身体冲突，还会使用各种各样的策略来诱使对方失误。为了不被对手牵着鼻子走，运动员就需要掌握重新审视自我的技巧。现代社会竞争激烈，上述情形对体育界以外的人也同样适用。如果一个人总对他人说的话耿耿于怀，情绪常被他人牵着走，就会迷失自己。

　　对于运动员来说，最重要的是无论几秒前发生了什么，都要快速回到当下，着眼于接下来的比赛。这个技巧的基础就是了解并认清自己。

　　在现在这个信息过剩的快节奏社会，人们很容易迷失自我。因此，为了更加专注于目标，可以尝试让意识暂时远离眼前的现实，去审视自己的内在，然后再慢慢地回到现实，此外，养成正念冥想的习惯也是不错的选择。

69　让人心安的感恩

感恩的力量不容小视。人类作为一种社会性动物，在感恩身边的人，或因帮助了他人而受到感谢时，能感受到自己在社会中的归属感，从而深感安心。

我们无法离开他人而活

我们可以借助感恩的力量来改善心态。这种心理健康领域的知识并非我的专长，但我也阅读了大量的相关研究报告和论文，在此向大家分享一下我的收获。

借助感恩的力量，其实就是要多多感恩他人并细心感受被他人感谢的瞬间。

处于过度紧张状态中的人往往眼里只有自己，这种视野的偏狭，往往会导致人忽视自己受到了许多人的帮助的事实，变得焦虑不安，产生孤独感，情绪愈发恶化。

人类是社会性动物，无法脱离社会而活。帮助他人，受到他人感谢，能让人真切地感受到自己是社会的一份子。这种感受又能从根源上提高自我肯定感，赋予人活力，让人在乐观的生活态度中不断成长。

感恩的作用

让人真切感受到他人的重要性，对他人的帮助和支持产生感激，从根源上提高归属感。

▶ 人想要发挥出真正的实力，需要发自内心的安全感。

▶ 所谓发自内心的安全感，是一种自身存在受到认可、获得支持的感受。

当自己的行为被他人感谢时，会产生一种与物质满足感完全不同的心理满足感。

▶ "与他人有联系""是社会一份子"的归属感。

感恩的机会无处不在

感恩并不一定是因为多大的事，小事即可。

例如，在没有红绿灯的人行横道过马路时，一位司机停下车让自己先走。这就是他人对自己的关心，也正是感恩他人的机会。又例如，你开车经过没有红绿灯的人行横道时，看到路边有几个小孩正准备过马路，于是停下车让孩子们先过，孩子们举起手笑着对你说谢谢。虽然整个过程可能 30 秒都不到，但你一定能从中感受到难以言喻的幸福。

这就是体察他人感恩之情的机会。环顾四周你会发现，日常生活中，感恩的机会无处不在，

我们要成为懂得感恩的人。或许有人认为这是社会伦理的范畴，但其实并不然，懂得感恩的意义十分重大，不仅对他人，更

是对自己有益。

当我们专注于某件事时，即使只有自己一个人也觉得充实，但是一直处于这种状态其实有害健康。

因为此时身心处于紧张兴奋状态，即交感神经占据主导，久了便会陷入对他人不管不顾的状态，即使最终取得了巨大成就，也只剩孤身一人，这究竟是否算得上幸福呢？

因此，我建议大家养成一天至少感谢他人一次的习惯，因为就算你喜欢独来独往，也需要能让自己心安的归属之处。不要什么事都一个人埋头苦干，要积极寻求他人的帮助，你受到的帮助越多，就越能专注于眼前的工作。

我们可以将工作时间分段，中间穿插休息。休息可以缓解紧张，让人拓宽视野，而且也能有机会发现他人的重要性。**小小的感谢习惯，不仅能促人成功，还有助于提升幸福感。**

具体的过程是：首先在工作中当你受到他人的帮助、支持或鼓励时，要感谢他人的付出，或是乐于帮助他人，并坦然接受他人的感谢，接着上述过程将引起你体内多巴胺和血清素分泌的增加，尤其是多巴胺，最终感恩他人或被他人感恩将使你产生幸福感。

提高感谢力量的方法

"三件好事"

- 宾夕法尼亚大学的马丁·塞利格曼①教授研究发现，只要每晚睡前写下今天发生的三件好事，持续一周时间，就能让人在接下来的半年内幸福度提升，抑郁度降低。

---

① 美国心理学家、教育家和作家，被称为现代积极心理运动之父。其著作《真实的幸福》《持续的幸福》《认识自己，接纳自己》《教出乐观的孩子》《活出最乐观的自己》《塞利格曼自传》中文简体字版由湛庐引进出版。——编者注

70　怎样做才能
　　　不受他人摆布？

对很多人来说，在意他人的目光，被身外之事摆布就是最大的压力。自己做某件事是因为渴望得到认可、被迫，还是真的想做？虽然我们都是社会的一份子，但作为一个独立的人，为了活得自由，还是要不断这样扪心自问。

活成自己人生的主角

在生活中，令我们的身心活力削减的负面压力，有很大一部分来自过分在意他人的目光。

上司会怎么想？同事、下属和晚辈会怎么想？邻居会怎么想？朋友会怎么想？家人会怎么想？诸如此类，**总觉得受人摆布就是压力出现的最大诱因。**

大多数人会觉得只有归属于社会自己才能安心，但毕竟每个人的职业梦想、育儿理念、人生理想都各有不同。重要的是我们要**在归属于社会的同时，活成自己人生的主角。**

每个人都走在自己的人生道路上。自主思考、自主决定、自主前进的人，与过于在意他人目光、沉迷竞争、为获得他人认可而行动的人有着天差地别。换言之，就是"追求最好"与"追求最好的自己"之间的区别。

我在斯坦福大学工作已有20余年，见过无数杰出的运动员。虽然没有研究数据，但据我观察，这些运动员大致可以分为以下两种类型。

第一种：追求最好型。

这类人争强好胜，总想证明自己是最好的。他们时刻在意他人的目光，容易被外部环境激发斗志。竞争意识是这类人的动力来源。

第二种：追求最好的自己型。

这类人时刻追求最好的自己，他们只想刷新自己的最好成绩。他们一心想着发挥出自己的最高水平，以实现个人最好成绩为目标，因此不容易受他人和环境影响，但也能不断挑战自我的极限。

这两类人的共同之处是动力来源充足，有强大的前进动力。但有一个特征不同，那就是第二类人可以做到我在斯坦福大学常说的"休息时也要尽全力休息"。第一类人在行动时往往很在意他人的眼光，因此容易受到环境的影响，情绪的起伏波动大；而第二类人很清楚放松身心的适当时机并能高效休息。

71 孤独的人
有哪些危险?

　　"速激肽"被认为与人的孤独感有关，这种物质的副作用是损害人类健康的心理和身体机能。我们可以通过对这种物质的了解，预防孤独感导致的负面状态。

孤独感会毒害身体

　　血清素负责制造幸福感，我们的身体里还有一种和血清素有类似作用的激素，那就是催产素。这两种物质都与幸福感有关，但它们的分泌条件不同。血清素会在人在组织或家庭等群体中感到幸福时分泌，而催产素则是在生产、分娩或恋爱时分泌。虽然分泌条件不同，但二者都有助于缓解慢性压力状态。

我们所感受到的压力，有的来自与人交往时产生的摩擦，有的来自不与他人接触，即孤独。**包括人类在内的哺乳动物，当与其他个体的接触显著减少时，体内便会积累一种名为速激肽的神经递质，对行为产生影响。**人类作为社会性动物，自古以来，与他人断绝接触就意味着有生命危险。这时，速激肽就会制造出孤独感的压力，对人发出警告。但速激肽有一个副作用，就是如果人感到孤独的时间过长，其分泌量就会越来越多，最终损害原本健康的心理和身体机能（见图 3-39）。

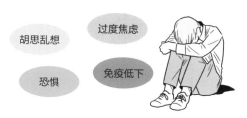

图 3-39　速激肽的副作用

想要避免孤独抑制速激肽的分泌，我们就需要将自己置于能分泌血清素和催产素的环境中，也就是要感受自己与他人的联系。**正因为这是个容易陷入孤独的时代，我们才更应该积极地抓住能感受到归属感的机会。**

72　想降服恐惧和压力?
用这种方法

当恐惧袭来，你会怎么做呢？与普遍观念不同，当我们感到恐惧时，不应该逃避或在原地等待恐惧感消失，而要选择继续前进，这样才能抑制脑内"恐惧中枢"的活动，战胜恐惧。

为什么情绪会刹不住车

我们每天都会经历各种各样的事，也会面临生命中难以忘怀的负面事件或惊魂时刻。为了不重蹈覆辙，回避危险，保护生命，大脑时刻都在对眼前的事物和正在发生的事件进行安全检查。而在安全检查中发挥主要作用的，就是与恐惧和不安等情绪密切相关的**杏仁核**。

我们会记住经历过的大多数事情，而控制学习和记忆的脑内区域叫作海马体，它会同时记住事件的危险程度。控制思考的前额皮质会以海马体的记忆为基础，对我们的情绪和行为进行控制。当我们再次面对被海马体标记为危险的事物时，前额皮质就会下达不要接近、不要参与的指令，保护我们的安全。

那么，刚才提到的杏仁核在上述回避危险、维持生命的机制中又发挥着什么样的作用呢？

杏仁核会在非常负面的记忆被唤醒时发挥作用。例如，在面临危及生命的事物时，危险的刺激就会被传导至杏仁核，使人产生恐惧和不安的情绪。从生理角度来看，此时交感神经占据了主导地位，其他器官的活动也随之发生改变（见图 3-40）。

杏仁核是我们脑内的"恐惧中枢"，担负着迅速发出生命危险警报的职责。但是，**如果一个人经常性地经历会激活杏仁核的负面事件，就会患上精神疾病。**解除恐惧状态、抑制杏仁核活动的方法出人意料地简单，那就是行走。

杏仁核：控制舒畅、不快、喜悦、悲伤、愤怒等情绪。通常情况下，这些情绪会由前额皮质进行抑制。但如果悲伤和恐惧持续过久，杏仁核就会过度活跃，使得抑制杏仁核活动的前额皮质陷入疲劳，导致思考能力、判断力、积极性、兴趣等显著降低，情绪就会"刹不住车"。

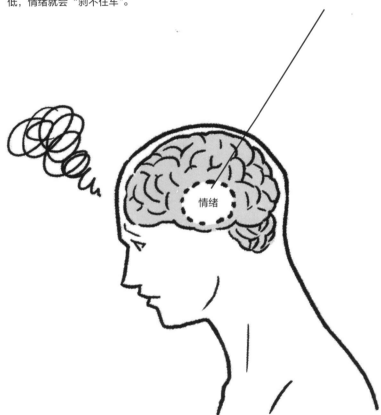

情绪

图 3-40　杏仁核与情绪失控

前进是战胜恐惧的最佳方法

从负面经历中恢复的方法有三种。第一，逃离现场；第二，僵在原地，等待负面情绪消失；第三，前进。

"逃离"和"在原地等待负面情绪消失"是一般人都能想到的方法，或许会有人不理解为什么前进也是战胜恐惧的方法。其实，和其他两种方法相比，前进更加有效，这种方法属于"积极性恢复"。

出门走走就是一种常见的积极性恢复。因为压力而身心俱疲时、激烈体育比赛之后、与他人的悲痛离别后，不要让自己闭门不出，出门走走才能更快恢复，让自己再次前进。

这是因为当身体向前移动时，头部会随之左右摆动，同时视线也会水平移动，有研究表明，**视线水平移动能让作为恐惧中枢的杏仁核镇静下来，并抑制其活动，减轻恐惧感。**这种方法已经应用在实际医疗中，来治疗因精神疾病造成的不敢出门的情形。

另外，在斯坦福大学 2018 年进行的一项研究中，得出了如下的实验结果：

首先，研究人员给实验鼠播放它们害怕的事物逼近的视频，实验鼠会产生三种行为：逃跑，僵在原地，朝害怕的事物前进。而进一步检查采取了第三种行为的实验鼠后，研究人员发现，它们的脑内杏仁核的活性被抑制了。研究人员还发现，前进这一行为能提高实验鼠多巴胺的分泌量。

此外还有研究表明，如果我们想克服恐惧或负面经历，就不应该试图抑制恐惧心理，而应该尝试勇敢地向着恐惧前进。

大家还记得本书一开始介绍的两种奖赏系统吗？人只要在适当的时机选择适当的行为，就能激活多巴胺系统或血清素系统。也就是说，适用于困难场景或负面记忆情形的最佳行为，就是选择前进，以在抑制恐惧中枢的同时激活多巴胺系统，**从而分泌的多巴胺就会赋予你更多干劲。**

人只要活着，就会遭遇或大或小的负面事件，但是，不论这些事件是否严重到会导致精神疾病，是否危险到会危及生命，我们都有能力将其克服。

在遭遇负面情绪或恐惧时，要想不沉湎于过去，被困在负面的恐惧情绪里，回到现在，并朝未来前进，就不能逃避，不能僵在原地，而要继续向前。这种积极性恢复才能激发出自身最大的恢复能力。

犯错是让身心
变强大的契机

既然会读这本书，就说明你有提高自身能力的愿望，想取得成果，获得美好的人生，成为人生赢家。

达成这些目标必须主动行动，因为成功并非打一个电话就会自己送上门的酒店客房服务。仅凭奖牌、奖杯、奖状或财富这些片面指标，并不能决定人生的输赢。付出了多少时间和努力，挑战了多少个难题，又经历了多少挫折，这些过程才能代表自己当前所处的位置，即综合结果。这也是本书强调的成长型思维的根本所在。

人在通往目标和成功的道路上，必定会遭遇无数次犯错、经历无数次失败。但并不是说只要犯错和失败的次数足够多，成功就会自己送上门来。重要的是，我们要在犯错和失败后及时吸取教训收获新的方法和思维，主动朝成功迈进。我们要思考为什么会失败以及如何避免再次失败，然后在此基础上制订计划，实施行动。这一连串的过程，将加速我们大脑的成长，提高神经可塑性。也就是说，犯错和失败是让大脑变得更强大的契机。

我偶尔会参加硅谷企业举办的个人发展讲座，常常会觉得讲座内容很像斯坦福大学管理层每隔几年就会参加的领导力培训。这也难免，毕竟许多硅谷企业就是斯坦福大学的校友创办的。在这些讲座上，我经常能听到的一个单词，就是联合（Unite），即保持个性地团结一致。

从 20 世纪 90 年代到 21 世纪初，众多硅谷企业茁壮成长，贫富差距也因此拉大。当时，取得更多成果的人和拥有更多技能的人能更快晋升，成为公司管理层。虽然这一现象如今依旧存在，但近年来，在晋升中新增了一个常用的考察要素，那就是这个人能否看清并激发他人的能力，团结好整个组织。换言之，就是在考察一个人是喜欢独自成长，还是不只单纯追求自我成功，也可以将取得成果的喜悦与他人分享。决策者在考察晋升中会思考要将组织的未来托付给哪一种人。

　　人们还未能就哪一种人更应得到重用得出确切答案。但从人类社会的发展方向来看，社会上更需要的无疑是能平衡丰富的知识与快速适应变化这两种技能的人才。

　　而我坚信，本书介绍的成长型思维一定能帮助你获得这种能力。我由衷希望各位能成为未来被社会需要的新时代人才。

未来，属于终身学习者

我们正在亲历前所未有的变革——互联网改变了信息传递的方式，指数级技术快速发展并颠覆商业世界，人工智能正在侵占越来越多的人类领地。

面对这些变化，我们需要问自己：未来需要什么样的人才？

答案是，成为终身学习者。终身学习意味着永不停歇地追求全面的知识结构、强大的逻辑思考能力和敏锐的感知力。这是一种能够在不断变化中随时重建、更新认知体系的能力。阅读，无疑是帮助我们提高这种能力的最佳途径。

在充满不确定性的时代，答案并不总是简单地出现在书本之中。"读万卷书"不仅要亲自阅读、广泛阅读，也需要我们深入探索好书的内部世界，让知识不再局限于书本之中。

湛庐阅读 App: 与最聪明的人共同进化

我们现在推出全新的湛庐阅读 App，它将成为您在书本之外，践行终身学习的场所。

- 不用考虑"读什么"。这里汇集了湛庐所有纸质书、电子书、有声书和各种阅读服务。
- 可以学习"怎么读"。我们提供包括课程、精读班和讲书在内的全方位阅读解决方案。
- 谁来领读？您能最先了解到作者、译者、专家等大咖的前沿洞见，他们是高质量思想的源泉。
- 与谁共读？您将加入优秀的读者和终身学习者的行列，他们对阅读和学习具有持久的热情和源源不断的动力。

在湛庐阅读 App 首页，编辑为您精选了经典书目和优质音视频内容，每天早、中、晚更新，满足您不间断的阅读需求。

【特别专题】【主题书单】【人物特写】等原创专栏，提供专业、深度的解读和选书参考，回应社会议题，是您了解湛庐近千位重要作者思想的独家渠道。

在每本图书的详情页，您将通过深度导读栏目【专家视点】【深度访谈】和【书评】读懂、读透一本好书。

通过这个不设限的学习平台，您在任何时间、任何地点都能获得有价值的思想，并通过阅读实现终身学习。我们邀您共建一个与最聪明的人共同进化的社区，使其成为先进思想交汇的聚集地，这正是我们的使命和价值所在。

CHEERS

湛庐阅读 App
使用指南

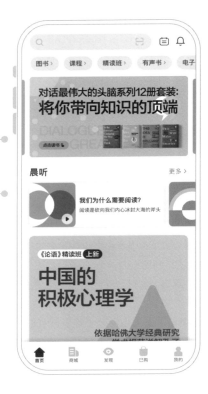

读什么

- 纸质书
- 电子书
- 有声书

怎么读

- 课程
- 精读班
- 讲书
- 测一测
- 参考文献
- 图片资料

与谁共读

- 主题书单
- 特别专题
- 人物特写
- 日更专栏
- 编辑推荐

谁来领读

- 专家视点
- 深度访谈
- 书评
- 精彩视频

HERE COMES EVERYBODY

下载湛庐阅读 App
一站获取阅读服务

STANFORD SHIKI NOU TO KARADA NO KYOUKASHO

Copyright © TOMOO YAMADA 2021

First published in Japan in 2021 by DAIWA SHOBO Co., Ltd.

Simplified Chinese translation rights arranged with DAIWA SHOBO Co., Ltd. through East West Culture & Media Co., Ltd., Tokyo Japan.

Simplified Chinese edition copyright © 2024 by BEIJING CHEERS BOOKS LTD.

湖南省版权局著作权合同登记章字：18-2024-207 号

著作权所有，请勿擅用本书制作各类出版物，违者必究。

图书在版编目（CIP）数据

最强身心／（日）山田知生著；李雨潺译. -- 长沙：湖南教育出版社，2024.9. -- ISBN 978-7-5754-0381-8（2024.10重印）

Ⅰ. R161-49

中国国家版本馆CIP数据核字第20249CB131号

ZUI QIANG SHEN XIN

最强身心

出 版 人：刘新民

责任编辑：杨　宁　吴志鹏

封面设计：湛庐文化

出版发行：湖南教育出版社（长沙市韶山北路443号）

网　　址：www.jiaxiaoclass.com

微 信 号：家校共育网

电子邮箱：hnjycbs@sina.com

客服电话：0731-85486979

经　　销：全国新华书店

印　　刷：天津中印联印务有限公司

开　　本：880mm×1230mm　1/32

印　　张：10.75

字　　数：140千字

版　　次：2024年9月第1版

印　　次：2024年10月第2次印刷

书　　号：ISBN 978-7-5754-0381-8

定　　价：79.90元